Carl-Auer

Ulrich Clement

Dynamik des Begehrens

Systemische Sexualtherapie in der Praxis

Vierte Auflage, 2024

Reihengestaltung: Uwe Göbel
Umschlagfoto: © Richard Fischer • richardfischer.org
Redaktion: Veronika Licher
Satz: Verlagsservice Hegele, Heiligkreuzsteinach
Printed in Germany
Druck und Bindung: CPI books GmbH, Leck

MIX
Papier | Fördert gute Waldnutzung
FSC® C083411

Vierte Auflage, 2024
ISBN 978-3-8497-0111-6 (Printausgabe)
ISBN 978-3-8497-8040-1 (ePUB)

Bibliografische Information der Deutschen Nationalbibliothek:
Die Deutsche Nationalbibliothek verzeichnet diese Publikation in der Deutschen Nationalbibliografie; detaillierte bibliografische Daten sind im Internet über http://dnb.d-nb.de abrufbar.

Informationen zu unserem gesamten Programm, unseren Autoren und zum Verlag finden Sie unter: **https://www.carl-auer.de/**.
Dort können Sie auch unseren Newsletter abonnieren.

Carl-Auer Verlag GmbH
Vangerowstraße 14 • 69115 Heidelberg
Tel. +49 6221 6438-0 • Fax +49 6221 6438-22
info@carl-auer.de

Inhalt

Einleitung: Sex im Gegenteil

Dies ist ein Buch über die Dynamik des Begehrens in der Sexual- und Paartherapie. Es thematisiert die psychotherapeutische Behandlung von Störungen der sexuellen Lust. Auch. Darüber hinaus verfolgt es ein Anliegen, das sich nicht auf die Behandlung des sexuellen Symptoms einer Person beschränkt. Vielmehr nimmt es die Person selbst in den Blick, mehr das sexuelle Sein und erst in zweiter Linie das sexuelle Tun.

Begehren meint also mehr als Lust. Man kann Lust auch auf ein Schokoladeneis oder einen Abenteuerfilm haben, aber man kann weder das Eis noch den Film begehren. Die Lust ist flüchtig, sie kommt und geht. Das Begehren ist ständiger, unabweisbarer Begleiter im Zentrum der Person und macht ihre Lebendigkeit aus. Auch dann, wenn sie gerade einmal keine Lust hat.

Über sexuelles Begehren schreiben heißt also über Lebendigkeit schreiben. Diese Lebendigkeit ist nicht ein einfaches Synonym für Lust und Geilheit, schon gar nicht für die hölzerne Metaphorik biologischer »Grundlagen« mit einem kulturellen und psychologischen »Überbau«. Vielmehr entfaltet sie sich in der Dramaturgie eines Spannungsfeldes zwischen Euphorie und Depression, zwischen dem Rausch der Möglichkeiten und beklemmender Begrenztheit, zwischen Heiterkeit und Not.

Anders als die eindimensionale »Lust«, die zu dem führen kann, was man »sexuelle Befriedigung« oder, bescheidener, »sexuelle Zufriedenheit« nennt und der eine vergnügliche Seite keineswegs abgesprochen werden kann, ist das sexuelle Begehren eine existenzielle Kategorie. Wie jemand begehrt, sein Begehren kommuniziert, gestaltet und bewertet, geht nicht in der simplen Formel »Sex macht Spaß« auf, sondern ist zentraler Ausdruck seines Menschseins.

Das mag etwas heavy klingen. Ist es auch. Aber der Witz der erotischen Spannung, ihre Leichtigkeit und ihre Vitalität entfalten sich erst in Verbindung mit den »schweren« Seiten, mit Bedürftigkeit, Scham und Angst ebenso wie mit Bosheit, mit Macht, Angst und Schmerz.

Wenn man Sexualität in erster Linie unter der Überschrift Lebendigkeit versteht, ist das mehr als bloß eine frohe Metapher. Die

Lebendigkeit muss sich auch in den Konzepten und in der sexualtherapeutischen Praxis zeigen. Lebendigkeit heißt Bewegung. Und Bewegung vollzieht sich in Gegensätzen.

Deshalb zieht sich durch das Buch eine Logik der Gegensätze. Diese sind, systemisch gesprochen, durch »Leitunterscheidungen« aufgespannt, die für sich genommen eine wichtige, aber doch fleischlose begriffliche Seite beschreiben. Das Skelett der Leitunterscheidungen bekommt Fleisch und Blut erst durch eine spezifische Dramaturgie, die den Sex zum Laufen bringt.

Wenn Lebendigkeit die zentrale Metapher für Sexualität ist, dann gilt es, ein Verständnis von Bewegung zu entwickeln von Übergängen zwischen Spannung und Entspannung, zwischen Erregung und Hemmung, zwischen Nähe und Abstand, zwischen Faszination und Schrecken, Spiel und Ernst, Aufregung und Langeweile. Übergänge, denen wir manchmal ausgesetzt sind und die wir bisweilen aktiv gestalten. Die Sexualwissenschaftlerin Leonore Tiefer (1995) hat es auf diesen Punkt gebracht: »Sex is a never ending game« (»Sex ist ein endloses Spiel«). Das stimmt, selbst das Alter erlaubt nicht allen Menschen einen geordneten sexuellen Rückzug. Aber das »never ending game« kennt unterschiedliche Akte, Längen, Höhe- und Tiefpunkte. Und zwischendurch gibt es Pausen, ehe es dann weitergeht.

Dramaturgie der Gegensätze

Die Idee dieses Buches ist es, Sexualität und ihre Störungen über die Gegensätze zu verstehen, denen schwer zu entkommen ist. Gegensätze, die Lebensenergie binden, aber auch freisetzen können. Durch einen Blick auf die Dramaturgie der Sexualität können Elemente in Bewegung kommen, die für sich genommen statisch oder richtungslos bleiben. Der leitende Gedanke ist einfach, aber fruchtbar. Er wird belebt durch das dialektische Verständnis, dass nicht nur Begriffe, sondern auch Erlebnisweisen erst durch ihr Gegenteil erkennbar und spürbar werden. Erregung wird erst spürbar, wenn auch Langeweile erlebt wird, Befriedigung setzt die Möglichkeit der Enttäuschung voraus.

Einer meiner therapeutischen Lehrer, ein Psychoanalytiker, brachte seinen interpretierenden Suchprozess bei unseren Fallbesprechungen auf den Punkt: »Das Gegenteil könnte immer auch zutreffen.« Ich erinnere mich an den gequälten Gesichtsausdruck eines Kollegen, dem wenig Ambiguitätstoleranz gegeben war und der sich nach einer kurzen psychodynamischen Phase konsequent entschloss, doch seinen Psychiatrie-Facharzt zu machen und ins Reich der diagnostischen Vereindeutigung zu wechseln. »Das Gegenteil könnte immer auch zutreffen.« Man darf diesen Satz nicht mit Beliebigkeit verwechseln, vielmehr steht er für eine perspektivische Offenheit, sich in der Dynamik psychischer Prozesse zu bewegen, die nicht objektivierbar und nicht direkt beobachtbar ist. Der dramaturgische Blick interessiert sich weniger für Ergebnisse als für Prozesse, für Widersprüche mehr als für Eindeutigkeit.

Dieses dramaturgische Prinzip hat Konsequenzen für das Fallverständnis. Neben den bewährten Methoden der Auftragsklärung und der Beziehungsdiagnostik lohnt es sich, darauf zu achten, welche Bewegung unterbrochen ist bzw. welche neue Bewegung fällig wäre, ob spannungserhöhende oder spannungsreduzierende Interventionen sinnvoll, ob eher öffnende oder schließende Schritte angesagt sind, ob eher ein Anfang gemacht oder ein Ende eingeleitet werden muss.

Mit anderen Worten könnte man sagen, der Fokus des Interesses richtet sich auf das relevante Spannungsfeld, innerhalb dessen sich ein Symptom oder ein Konflikt entfaltet.

Das dramaturgische Prinzip heißt nun nicht, dass jede Therapie zu jedem Zeitpunkt eine dramatische Veranstaltung wäre. Therapien haben Längen, langweilige Passagen, unfruchtbare Stunden, sie beinhalten Phasen der Resignation und Ratlosigkeit. Dramaturgisch interessant ist aber der größere Rahmen, innerhalb dessen solche wenig aufregenden Abschnitte stattfinden. Was ist der Resignation vorausgegangen? Welches beunruhigende Gefühl oder welcher bedrohliche Inhalt wird durch die Langeweile unsichtbar gemacht? Was folgt der Ratlosigkeit? Mit den richtigen Fragen kann in jeder Partie eine offene Gestalt identifiziert werden und man kann der Frage nachgehen, was die Gestalt geöffnet hat und zur Spannung geführt hat oder welche Bewegung notwendig ist, um den Spannungsbogen zu schließen.

Antagonismen

Das Drama lebt von Gegensätzen, bei denen offen ist, ob sie sich auflösen lassen oder unversöhnt bestehen bleiben. Damit sind nicht nur Gegensätze gemeint, die sich im Wege stehen und behindern, sondern Spannungsbögen, die durch ihren Bezug aufeinander überhaupt erst so etwas wie Bewegung und Lebendigkeit möglich machen. So ist beispielsweise ein Verständnis für das, was sexuelle Befriedigung und Wohlbefinden ausmacht, kaum möglich ohne einen vergleichenden Blick auf sexuelle Enttäuschungen und sexuelles Elend. Das gilt sowohl für die Außenperspektive des Therapeuten oder Forschers, der versucht, sich ein angemessenes Bild zu machen, als auch für die Innenperspektive des erlebenden, beglückten oder leidenden Klienten.

Das Ja und das Nein zum Sex

Die formale Grundstruktur des antagonistischen Prinzips ist die Unterscheidung von Ja und Nein. George Spencer Brown begründet in seinen »Laws of Form« (1969), dass die Grundoperation aller logischen Operationen die Unterscheidung zwischen Einschluss und Ausschluss sei. Damit entscheidet ein Beobachter, ob ein Element einem anderen ähnlich oder unähnlich ist, ob etwas dazugehört oder nicht.[1]

Dabei kann es sich um die scheinbar einfache Frage handeln, ob es sich bei einem bestimmten Verhalten um Sex handelt oder nicht. Diese abstrakte Unterscheidung spielt in der Sexualforschung eine sehr unmittelbare Rolle, wie sich an einem politisch brisanten Beispiel zeigen lässt. Im Zusammenhang mit der Lewinsky-Affäre hatte der US-Präsident Clinton bestritten, mit seiner Praktikantin Sex gehabt zu haben[2]. Soweit heute bekannt ist, fand zwischen Clinton und Lewinsky oraler Sex (Fellatio) statt. In der politisch aufgeladenen, mittlerweile historischen Auseinandersetzung um Clintons

---

1 Ich habe vergeblich versucht, dieses Buch zu verstehen. Ich beziehe mich deshalb bei meiner Referenz auf das, was ich aus zweiter Quelle, nämlich mündlich von Paul Watzlawick und Fritz Simon, als Quintessenz dieser Arbeit glaube verstanden zu haben.

2 »I did not have sexual relations with that woman, Miss Lewinsky« war der entscheidende Satz in Clintons Erklärung am 17.1.1998.

Amtsenthebung ging es auch um die Frage, ob der Präsident gelogen hat. Damals wurde eine bis dahin wenig beachtete Studie des Kinsey-Instituts von Sanders und Reinisch (1999) ins Spiel gebracht, in der einer Studenten-Stichprobe eine Reihe von sexuellen Verhaltensweisen vorgegeben wurde mit der Frage, ob sie »mit jemand Sex hatten«, wenn sie das entsprechende Verhalten praktiziert hatten. Mehr als die Hälfte (59 %) rechneten oral-genitale Begegnungen nicht als »Sex haben«. Der Herausgeber des *JAMA (Journal of the American Medical Association)*, George Lundberg, der die Publikation dieser Studie entgegen dem üblichen Verfahren zeitlich vorgezogen hatte, wurde daraufhin aus seiner Funktion entlassen.

Dieses besonders dramatische Beispiel eines angewandten Konstruktivismus zeigt, wie folgenreich Wirklichkeitsbeschreibungen sein können. Sie sind aber nicht die Ausnahme, sondern das allgemeine Gestaltungsprinzip. Das ganze Feld der Sexualforschung ist durchzogen von solchen Unterscheidungen, die man immer auch anders treffen könnte. Das gilt für die Definitionslinie, jenseits derer bestimmte Beobachter mit einem bestimmten kulturellen Hintergrund und einem bestimmten wissenschaftlichen Interesse ein bestimmtes Verhalten als »hypersexuell«, als »lustlos«, als »asexuell«, als »befriedigend« bezeichnen. Wie sehr das Störungsverständnis und damit die Diagnosen von dem Meinungsbild derer geprägt sind, die das erfinden, was später als »wirklich« gilt, zeigt sich auch am Beispiel der Entwicklung, die die Konstruktion der sexuellen Lustlosigkeit in den verschiedenen Generationen des diagnostisch-statistischen Manuals (DSM) der American Psychiatric Association (APA) genommen hat (siehe Kap. 1).

Die Beobachterabhängigkeit dessen, was wir im Allgemeinen als sexuell oder im Speziellen als sexuelle Störung bezeichnen, mag für diejenigen eine schlechte Nachricht sein, die sich in einer scheinbar eindeutigen Welt besser und lieber bewegen. Für die therapeutische Theorie und Praxis hat die Beobachter-Abhängigkeit aber viele Vorteile. Sie ermöglicht nämlich, sich das Verständnis darüber, was als gestört und ungestört, gesund und krank, befriedigend und unbefriedigend gilt, selbst anzueignen und damit die Autorenschaft über das eigene sexuelle Begehren, das eigene Selbstverständnis als Mann oder Frau, über das, was als authentisch und befriedigend erlebt wird.

Interesse

Dafür ist freilich von beiden Seiten, des Therapeuten und des Klienten, eine Haltung des Interesses notwendig, durch die sich überhaupt erst ein Blick für das therapeutische Drama öffnen kann. Ohne Interesse ist kein Drama erkennbar.

Der interessierte Blick muss sich gegebenenfalls erst entwickeln. Es kann gut sein, dass die Klienten so stark von ihrer Depression und ihrem Leiden eingenommen sind, dass sie zunächst gar kein Interesse für ein Verständnis ihrer Situation aufbringen können. Es gehört dann zu den entscheidenden Herausforderungen für den Therapeuten, einen interessierten Blick des Klienten für seine eigene Situation zu aktivieren. Methodisch ist das nicht schwer. Es sei am Beispiel einer kurzen typischen Vignette illustriert:

KLIENT Ich gebe bald auf. Ich weiß einfach nicht mehr, wie ich meine Partnerin emotional erreichen soll, und sexuell schon gar nicht. Ihre ganze Körpersprache besteht aus Ablehnung. Ich verstehe es einfach nicht.

THERAPEUT Möchten Sie es denn verstehen?

KLIENT Das habe ich ja lange versucht. Ich komme nicht dahinter.

THERAPEUT Interessiert Sie denn, was in Ihrer Partnerin vorgeht?

KLIENT Sie will mich eben nicht näher an sich heranlassen.

THERAPEUT Interessiert Sie, warum das so ist?

KLIENT (zögert) Ja, schon …

THERAPEUT Wollen wir dieser Frage näher nachgehen, wie Sie dabei vorgehen können?

KLIENT Wenn es etwas nützt …

THERAPEUT Ob es etwas nützt, weiß ich vorher auch nicht. Der entscheidende Punkt aus meiner Sicht ist, ob Sie sich dieser Frage zuwenden wollen.

KLIENT Ja. Anders komme ich auch nicht weiter.

Möglicherweise wirkt dieser Dialog etwas penetrant vonseiten des Therapeuten, vielleicht auch harmlos, weil er scheinbar nach einer Selbstverständlichkeit fragt. Dies ist aber entscheidend für die Energie, die in den therapeutischen Ablauf fließt. Erst wenn der Klient sich in eine interessierte Position seinem eigenen Verhalten gegenüber bewegt, kann so etwas wie eine lebendige Therapie auf den Weg kommen.

Zu einem interessierten Dialog gehören natürlich beide Seiten. Von einem Freund, dem Schauspieler, Regisseur und Coach Utz Thorweihe, habe ich einen nachhaltigen Satz gelernt, mit dem er die entscheidende Haltung beim Auftritts-Coaching vermittelt: »Be interested to be interesting« (»Sei interessiert, um interessant zu sein«). Wer vermittelt, dass der an seinem Thema und seiner Aufgabe interessiert ist, erzeugt damit die positive Energie einer attraktiven Einladung, der sich das Gegenüber schwer entziehen kann. Dieser Satz gilt ohne Einschränkung auch für die Psychotherapie. Je mehr sich ein Therapeut für die Lebenssituation seines Klienten interessiert, desto besser sind die Chancen, dass damit auch Ressourcen beim Klienten aktiviert werden. Das kann durchaus heißen, dass der Therapeut sogar ein größeres Interesse am tieferen Verständnis der Problemlage hat als der Klient.

Es kann auch sein, dass der Therapeut zunächst noch kein Interesse empfindet, sondern die Therapie routinemäßig beginnt. Dann ist es seine Verantwortung, sich einen Blickwinkel zuzulegen, der es ihm erlaubt, den Fall so zu betrachten, dass in ihm Neugier entstehen kann: Warum hat sich ein bestimmtes Symptom in einer bestimmten Lebenssituation entwickelt? Welche Ressourcen hat der Klient? Was hindert den Klienten, das zu tun, was er will? Kann er ein solches Interesse nicht entwickeln[3], wird die Therapie unlebendig bleiben. Dann entspräche es einer professionellen Verantwortung, die Therapie abzubrechen und den Klienten an einen Kollegen weiterzuverweisen, der Interesse aktivieren kann.

Soweit der Refrain des Buches: das Interesse an der Dramaturgie der Gegensätze. Nun zu den Strophen. In den Kapiteln werden spezifische Gegensätze analysiert, die Pole darstellen, zwischen denen die Sexualität pulsiert, entspannt ruht – oder auch ungewollt stagniert. Der dramaturgische Blick meint also nicht, dass jede sexuelle Begegnung – oder jede sexualtherapeutische Sitzung – in einem hysterischen Sinne dramatisch verläuft. Oft genug geht es langsam zu, es passiert nichts Nennenswertes und es zieht sich mit müden Längen dahin. Vielmehr meint der dramatische Blick die interessierte Aufmerksamkeit für ein prozess- wie ergebnisoffenes Geschehen, bei dem man nicht sicher sein kann, wie es weitergeht.

3 Dieser in der tiefenpsychologischen Therapie sogenannte »Gegenübertragungswiderstand« ist kein seltenes Phänomen. Es disqualifiziert nicht den Therapeuten, sondern ist ein Anlass, der in einer Supervision reflektiert werden sollte.

Elf Kapitel, zehn Leitunterscheidungen

Jedes Kapitel (außer dem ersten) beschäftigt sich mit einem Spannungsfeld, das in der Sexualität und damit auch in der Sexualtherapie eine Rolle spielen kann. Nicht jedes ist in jeder Therapie akut. Aber jedes könnte akut werden. Meine Absicht ist es, die möglichen *Bewegungen* in dem jeweiligen Spannungsfeld zu analysieren, daraus therapeutische Handlungsanleitungen abzuleiten und durch klinische Fallvignetten zu illustrieren.

Die Leitunterscheidungen sind meist einfach markiert, zum Teil sind sie bereits in den Kapitelüberschriften benannt. Die Bewegungen umfassen manchmal langsame Entwicklungsschritte, manchmal schnellere Oszillationen zwischen zwei Polen, manchmal konkret physische, manchmal gedankliche Bewegungen.

Ein kurzer Überblick über ein paar *Trends in der Sexualtherapie* (Kap. 1) führt zu der ersten Leitunterscheidung zwischen *sexuellem Handeln und sexuellem »Sein«*, also der Frage, wie das, was ich tue, mit dem verbunden ist, wer ich bin (Kap. 2).

Kapitel 3 zeigt, was *sexuelle Ressourcen* sein können und wie man einen konstruktiven neuen Blick von gefühlten Defiziten zu verfügbaren Ressourcen gewinnen kann.

Kapitel 4 führt von einer logischen Unterscheidung *(Ja und Nein zum Sex)* zu dem psychologischen Thema der Differenzierung. Es wird erörtert, warum die Kompetenz, differenziert Nein zu sagen, eine unabdingbare Voraussetzung dafür ist, sexuelle Erregung zu bejahen und zu einer authentischen sexuellen Befriedigung zu gelangen.

Der Schweizer Psychologe Jean Piaget (1970) hat die mittlerweile klassische Unterscheidung von *Assimilation und Akkommodation* eingeführt: Entweder passe ich mein Denken der Welt an oder ich ändere die Welt so, dass sie zu meinem Denken passt. Das ist umstandslos auf das sexuelle Denken und Handeln übertragbar. Theoretisch umstandslos. Praktisch braucht es etwas Aufwand. Kapitel 5 beschreibt, wie das therapeutisch gehen kann.

Das Verhältnis zwischen *Bindung und Erotik* ist ein oft als enttäuschend erlebtes Spannungsfeld, wenn Paare davon ausgehen, das eine müsse das andere mit sich bringen. Kapitel 6 untersucht die beiden unterschiedlichen Logiken der Verlässlichkeit und der Erotik und bringt Vorschläge ins Spiel, wie sie miteinander verbunden werden könnten.

Wenn sexuelles Begehren sich so ohne Weiteres mit dem vertragen würde, was wir mit unseren demokratischen Werten in Einklang bringen können, wäre unser Sexualleben anständig und sauber, aber auch ziemlich langweilig. Kapitel 7 nimmt die *Ambivalenz* von Werten und Lust in einen näheren Blick.

Je mehr jemand sexuell frustriert ist, desto mehr hat sie oder er das Gefühl, nicht genug oder das Falsche zu bekommen oder selbst nicht genug zu haben, das man einem Partner geben könnte. Diese Grundfigur des *Gebens und Nehmens* ist in allen Partnerschaften zentral. Bei sexueller Unzufriedenheit spielt immer auch eine Schieflage von Geben und Nehmen eine maßgebliche Rolle, die in Kapitel 8 erörtert wird.

Jemand als »*Sexualobjekt*« zu begehren, hat einen politisch unkorrekten Geschmack. Wollen wir doch alle als Subjekt mit eigenen Wünschen und Rechten wahrgenommen werden und uns nicht einseitig in die Verfügbarkeit eines Partner begeben. Einerseits. Andererseits können die Sehnsucht, sich hinzugeben und auszuliefern, und der komplementäre Wunsch, jemand als Objekt zu nehmen, die sexuelle Erregung kräftig beflügeln, wie Kapitel 9 ausführt.

Sexualität sei »Fantasie plus Reibung«. Diese provokant reduktionistische Definition brachte Helen S. Kaplan in den 1970er-Jahren in die Sexualtherapie (Kaplan 1974). Ich bin mir bis heute nicht klar, wie weit das ironisch oder ernst gemeint war. Vor allem deshalb, weil die *Fantasie* in der sexualtherapeutischen Fachliteratur eine überraschend geringe Beachtung findet. Kapitel 10 macht einige Vorschläge, wie sich das Spannungsverhältnis zwischen realen Wünschen und Fantasien, die nie real werden wollen und sollen, therapeutisch nutzen lässt.

Anders als die bisherigen Kapitel thematisiert das abschließende Kapitel 11 kein inhaltliches, sondern ein formales Spannungsfeld. Die Trias von öffnen, innehalten und schließen wird als Grundfigur eines produktiven sexualtherapeutischen Prozesses vorgestellt.

1 Sexualtherapie und der Versuch, das Begehren einzufangen

Psychotherapeutische Pflanzen wachsen auf verschiedenen Feldern. In den geordneten Gewächshäusern der universitär verankerten Therapien wird Klarheit und Ordnung gepflegt. Dabei mag es oft steril zugehen, aber immerhin wissen die Gärtner, was sie tun. Ganz anders die Flora der außeruniversitären Psychotherapien in einer schnell wuchernden (und verwelkenden) Dschungellandschaft verästelter Schulen, die in ihren Details kaum jemand überschaut.

Eigentlich könnten sie sich gut ergänzen: Das beschneidende gehört ebenso wie das wuchernde Prinzip zu einer lebendigen Botanik. Wenn, ja wenn sie sich gegenseitig wahrnehmen würden. Tun sie aber nicht. Dabei sind sie aufeinander angewiesen. Die meisten therapeutischen Innovationen sind außerhalb der Universitäten entstanden. Diese haben dann später ihrerseits den nicht so kreativen, aber notwendigen Part der empirischen Qualitätsprüfung übernommen. In dem Bemühen, Hafer und Spreu zu trennen, kapriziert sich die prüfende empirische Forschung mit hochgezogener Augenbraue auf eine Vermeidung von Falsch-positiv-Aussagen (nichts behaupten, was unzutreffend sein könnte). Sie wäre freilich brotlos, wenn nicht irgendwo anders ein Wildwuchs von Substanz und Quatsch wachsen würde, der überhaupt auseinandergehalten und geprüft werden kann. Dafür braucht es die theoretische und praktische Risikofreude der Innovateure, die froh und überzeugt ihre Konzepte in die Welt bringen und sich wenig um das Falsch-positiv-Risiko kümmern.

Diese unterschiedlichen Felder entwickeln sich nicht synchron. Naturgemäß sind die Innovateure den Prüfern eine gewisse Zeit voraus. Das kann dazu führen, dass die kritische Evaluation Ergebnisse liefert, die auch ohne empirische Prüfung bereits Allgemeingut sind, und das zu einem Zeitpunkt, an dem die neuen Ideen schon woanders unterwegs sind.

Das ist auch in der Sexualtherapie zu beobachten. Hier zeigt sich ein interessanter Prozess, wie auf der einen Seite versucht wird, Komplexität zu reduzieren, damit aber ungewollt eine rational begründete

Sterilität erzeugt wird. Auf der andern Seite wuchern neue Ideen, die sich dem akademischen Ordnungsbestreben entziehen.

Der akademische Trend: Qualitätskontrolle

In dem führenden sexualwissenschaftlichen Journal, den *Archives of Sexual Behavior*, war 2009 ein bemerkenswertes Positionspapier erschienen. Mit dem scheinbar fragenden, aber provokant gemeinten Titel »The future of sex therapy: specialization or marginalization?« stellten die Autoren Yitzhak Binik und Marta Meana infrage, ob eine eigenständige Disziplin »Sexualtherapie« ihre fachliche Berechtigung habe. Handelt es sich um eine sinnvolle Spezialisierung oder eine problematische Außenseiter-Position?

Darin machen sie vor allem drei Argumente geltend:

- Es gebe keine einheitliche Theorie des Faches.
- Es gebe keine spezifischen Interventionen und kein spezifisches Setting.
- Es gebe einen Mangel an Wirksamkeitsnachweisen.

Aus ihrer Kritik leiten sie unter anderem ab, dass die Behandlung sexueller Funktionsstörungen keine eigene Disziplin begründe, sondern als integraler Bestandteil der allgemeinen Psychotherapie zu verstehen sei: Deshalb sollten Sexualtherapeuten mit ihrer selbst gewählten Abgrenzung vom allgemeinen psychotherapeutischen Geschehen aufhören und lieber im allgemeinen Therapiegeschäft mitmischen. Dazu gehöre, dass sie ihre wissenschaftlichen Hausaufgaben machen und mehr randomisierte Outcome-Studien (RCT) durchführen sollten.

Das Papier ist umso interessanter, als es zu einem Zeitpunkt erscheint, an dem Sexualpsychotherapie und Sexualmedizin durch eine seit Jahrzehnten nicht gekannte Konjunktur an empirischen, theoretischen, psychotherapeutischen und pharmakologischen Innovationen belebt sind, die noch nicht ihren Höhepunkt erreicht haben dürfte. So lässt sich die Kritik als willkommene Einladung sehen, die Stärken der aktuellen Sexualtherapie – und die auch nicht gerade zu übersehenden Schwächen – sichtbar zu machen und zu kommentieren.

Die drei Kritikpunkte, die sich übrigens nur auf die etablierten kognitiv-behavioralen Ansätze beziehen, hatte ich im Einzelnen an anderer Stelle diskutiert (Clement 2014a)[4]. Unterm Strich ist das Binik-Meana-Paper als provokanter Aufwecker zu bewerten, angesichts dessen sich die Sexualtherapie aber nicht zu verstecken braucht. Die klassische Sexualtherapie der Masters-Johnson-Tradition hat sich als Spezialgebiet legitimiert und etabliert. Freilich zeigt sich an dieser Aufzählung auch die andere Seite des Bewährten, nämlich dass sowohl die Einzeltechniken als auch die dahinterliegenden lerntheoretischen Konzepte nicht mehr ganz jugendfrisch sind. Das Problem liegt deshalb weniger in den von Binik und Meana betonten Punkten, sondern eher in der Stagnation dieses mittlerweile klassischen Ansatzes, die Leslie Schover und Sandra Leiblum schon vor zwei Jahrzehnten beklagt hatten (Schover a. Leiblum 1994).

Wirklichkeitskonstruktionen des sexuellen Begehrens

Aber die Zukunft hat schon begonnen. Einen ganz anderen, frischeren Einstieg in eine konstruktive Kritik der Sexualtherapie wählt die Kanadierin Peggy Kleinplatz (2012a), die den aufklärerischen Impetus der Sexualtherapie als Ausgangspunkt nimmt. Sie bemängelt, dass die Sexualtherapeuten sich lange auf konventionellen »Wahrheiten« ausgeruht hätten, die mittlerweile so weit Allgemeingut seien, dass die Sexualtherapie inspirationsarm im Mainstream mitschwimme und keinen Unterschied mehr mache.

Solche Wahrheiten seien zum Beispiel:

- Sex sei natürlich und damit gut.
- Es gebe fundamentale Geschlechtsunterschiede zwischen Mann und Frau.
- Es gebe ein »korrektes« Niveau sexuellen Begehrens, nicht zu viel (Sucht), nicht zu wenig (Lustlosigkeit).

4 Kurz zusammengefasst: Die beiden letzten Punkte sind unzutreffend. Die Autoren selbst zählen in ihrer Arbeit 30 Interventionen auf, die in der Sexualtherapie angewendet werden. Was Effizienzstudien betrifft, zeigt die Meta-Analyse von Frühauf et al. (2015) für die Symptombesserung und die sexuelle Zufriedenheit nach der Behandlung sexueller Lustlosigkeit und Orgasmusstörungen bei Frauen und von Erektionsstörungen und Ejaculatio praecox mittlere Effektstärken, mit denen sich die Sexualtherapie durchaus sehen lassen kann.

- Männer seien einfach, Frauen kompliziert.
- Sexuelle Beziehungen seien zu Beginn heiß und kühlten dann ab.
- Der Orgasmus müsse gut getimt sein: Männer sollten nicht zu früh kommen, Frauen könnten gar nicht zu früh kommen.

Mit ihrer Kritik liegt sie nicht falsch. Die interessanten Ansätze der letzten Jahre, deren Interesse durchweg dem Großthema des sexuellen Begehrens gilt, sind alle außerhalb der Universitäten entstanden (z. B. Schnarch 2006; Perel 2004; Clement 2004; Kleinplatz 2012c). Kleinplatz' Kritik lässt sich vertiefen, wenn man mit einem systemischen Blick auf die Wirklichkeitskonstruktionen sexueller Störungen schaut, die in der sexualtherapeutischen Diagnostik erzeugt werden. Ich will das an zwei Beispielen zeigen.

Fehlende Lust: Diagnostik des Mangels

Welche Rolle der jeweilige sexuelle Zeitgeist für die Sexualtherapie spielt, lässt sich besonders prägnant an der diagnostischen Aktualisierung der sexuellen Lustlosigkeit illustrieren, wie sie sich in den jeweiligen Revisionen des DSM darstellt:

			Implizites Modell
DSM-III	Inhibited sexual desire	1980	psychodynamisches Konfliktmodell
DSM-III-R/ DSM-IV[5]	Hypoactive sexual desire disorder[6] (HSDD)	1987/ 1994	Sexuelle Aktivität ist gesund
DSM-5	Female sexual interest/ arousal disorder[7] Male HSDD	2013	Sex als Option; geschlechtsspezifische Kategorien

Tab. 1: Wandel der Fokussierungen bei der Diagnose von Störungen der sexuellen Lust im DSM

5 Wurde bereits seit DSM-III-R (1987) so umbenannt.
6 »Sexual aversion disorder« war eine zusätzliche Kategorie. Im DSM-5 wird sie nicht mehr aufgenommen.
7 Separate Kategorien für beide Geschlechter.

Das DSM-III hatte 1980 noch ein implizites Konfliktmodell zur Grundlage: »Inhibited sexual desire« geht von einem Spannungsfeld zwischen Begehren und Hemmung aus, unterstellt gewissermaßen wohlwollend, dass ein sexuelles Begehren vorhanden sei, das aber durch verschiedene Ängste oder kulturelle Normen gehemmt ist. In dieser Fassung kommt die Dramaturgie des klassischen Repressionsmodells der Sexualität zum Tragen: der sexuelle Trieb im Dauerkonflikt mit den gesellschaftlich-kulturellen Normen, die – wenn sie internalisiert werden – zur Symptombildung führen.

Bereits in der revidierten Fassung des DSM-III-R (1987), dann im DSM-IV (1994) kommt eine ganz andere zeittypische Sichtweise zur Geltung: Die Störung »hypoactive sexual desire disorder« (HSDD) wird über eine Handlung – hypoactive – definiert, die die Abweichung von der neuen kulturellen Norm des sexuell aktiven Menschen zum Bezugspunkt macht.

Die aktuelle Version des DSM-5 führt zum ersten Mal eine für die beiden Geschlechter unterschiedliche diagnostische Kategorie ein. Während die männliche Lustlosigkeit als HSDD fortgeschrieben wird, wird die weibliche Lustlosigkeit als Störung des sexuellen Interesses und der sexuellen Erregung definiert. Begründet wird das mit dem Argument, dass für Frauen Lust und Erregung schwer zu differenzieren seien, während für Männer die Unterscheidung von Lust und Erektion = Erregung unproblematischer sei.

Dabei wird vor allem auf die Arbeiten von Rosemary Basson und Meredith Chivers Bezug genommen. Sie zeigen zum einen, dass der sexuelle Erregungsablauf von Frauen einem »zirkulären« Skript folgt, das sich qualitativ von dem linearen Skript des männlichen Erregungsablaufs unterscheidet (Basson 2000, 2001, 2003). Zum anderen wird den Laborergebnissen Rechnung getragen, wonach bei Frauen die subjektive Erregung und die objektive Erregung (gemessen an der genitalen Durchblutung) nur gering korrelieren und demnach diagnostisch unterschiedlich zu bewerten seien (Chivers a. Bailey 2005; Chivers et al. 2010).

Es ist interessant, wie die fulminante Entwicklung der empirischen und diagnostischen Seite in den Jahren »nach Viagra« völlig einseitig die weiblichen Störungen in den Blick genommen hat, während es zu männlicher Sexualität nichts Neues zu vermelden gab. Das bildet sich auch im DSM ab. Die in der Version IV noch einigermaßen durchgehaltene Parallelisierung der Diagnosen für die beiden

Geschlechter wird im DSM-5 aufgegeben. Die männliche Version der Luststörungen wird einfach fortgeschrieben in der nicht differenzierten Definition über das Begehren (desire), während die weibliche Version subtil zwischen Interesse und Erregung, also zwischen der subjektiv und der physiologisch definierten Seite unterscheidet.

Sexuelle Sucht: Diagnostik des Zuviel

In einer diagnostisch scheinbar ganz anderen Welt bewegen wir uns am gegenüberliegenden Pol. Lustlosigkeit am einen Ende, Sexsucht am andern.

Das beachtliche diagnostische und therapeutische Engagement an beiden Enden des Spektrums markiert implizit die neue Norm. Die Menschen sollen nicht sexuell desinteressiert sein, aber zu viel Lust sollen sie auch wieder nicht haben. Die Lust wird von zwei Seiten in den Griff genommen, bipolar pathologisiert sozusagen. Dafür ein kurzer Blick auf die Erörterung der sexuellen Sucht, die nur ganz am Rande Thema dieses Buches ist. Sie ist aber ein wunderbares Beispiel für die Wirklichkeitskonstruktion, die mit Diagnosen vorgenommen wird und die oft mehr über die Diagnostiker aussagt als über die Störung. Zugespitzt ist es in einem Bonmot, das Alfred Kinsey zugeschrieben wird. Auf die Frage, was Nymphomanie sei, antwortete er: »A nymphomaniac is a woman who has more sex than you do« (»Eine Nymphomanin ist eine Frau, die mehr Sex hat als Sie!«).

Bereits 1983 hat Carnes den Begriff »sexuelle Sucht« eingeführt und auch gleich eine eindringliche Parallelität zur substanzabhängigen Form der Sucht proklamiert. Die Analogie seines 12-Schritte-Behandlungsprogramms zu dem der Anonymen Alkoholiker ist eine logische Konsequenz. Im Zusammenhang mit dem zunehmenden Phänomen der exzessiven Nutzung von Internet-Pornografie wird auf Carnes verstärkt Bezug genommen, obwohl der Begriff der sexuellen Sucht strittig ist. Vor allem Coleman (2011) kritisiert die Parallelisierung mit Substanzabhängigkeit und votiert dafür, das Phänomen als »impulsive/compulsive sexual behavior« den Zwangsstörungen zuzuordnen.

Die Literatur zu sexueller Sucht bietet interessantes Anschauungsmaterial dafür, wie eine Krankheit erfunden wird, indem relativ beliebige Kriterien herangezogen werden, um eine Schwelle zu definieren, die dann als krankheitswertig gelten soll.

So nennt Kafka (1997), einer der engagiertesten Protagonisten für die (zunächst gescheiterte) Aufnahme der sexuellen Sucht in das DSM-5, sieben und mehr Orgasmen pro Woche als Kriterium für Hypersexualität. Wendet man das auf eine Studie von Winters (Winters, Christoff a. Gorzalka 2010) an knapp 15.000 jungen erwachsenen Internet-Nutzern an, trifft das auf 44 % der Männer und 21 % der Frauen zu. So erzeugt man Patienten.

Die epidemiologische List, durch schwache Einschluss-Kriterien hohe Prävalenzziffern zu erzeugen, wird hier ausgiebig angewendet[8].

Die Trivialitätskrise

Beide Trends, die um belegbare Qualität bemühte Effizienzforschung und die immer wieder revidierten Versuche, über klinische Wirklichkeitskonstruktionen (Diagnostik und Pathologisierung) ein komplexes Geschehen zu vereindeutigen, lassen sich auf eine Trivialitätskrise beziehen. Sie betrifft die Ziele, aber auch die Vorgehensweise der Sexualtherapie.

In der Psycho-Sexualtherapie beginnt die Geschichtsschreibung immer noch bei Masters a. Johnson (1970). Sie waren mutige Protagonisten in einer Zeit, deren körperfeindliche Prüderie kaum überschätzt werden kann. Ihr Ansatz war die richtige Idee zum richtigen Zeitpunkt: Aufklärung, Wissen, Rationalität auf der einen, körperfreundliches »Permission Giving« auf der andern Seite gaben ihren sensationellen Anfangserfolgen die Kraft, die ihren Ansatz zur »klassischen« Sexualtherapie gemacht hat.

---

8 Als Beispiel seien einige der 45 Items genannt, die der Sexual Addiction Screening Test von Carnes, Green a. Carnes (2010) verwendet (s. Joannides 2012, S. 71):
- Haben Sie *Playboy* oder *Penthouse* abonniert oder lesen Sie es regelmäßig?
- Verschweigen Sie einige Ihrer sexuellen Verhaltensweisen vor anderen Menschen?
- Sind Sie oft mit sexuellen Gedanken beschäftigt?
- Haben Sie das Gefühl, dass Ihr sexuelles Verhalten nicht normal ist?
- Haben Sie versucht, bestimmte Seiten Ihrer sexuellen Aktivität zu beenden?
- Denken Sie manchmal, dass Ihr sexuelles Begehren stärker ist als Sie selbst?
- War Sex (oder romantische Fantasien) eine Möglichkeit für Sie, Ihren Problemen zu entkommen?

Mit über vier Ja-Antworten wird einem bereits zu einer psychiatrisch-psychotherapeutischen Konsultation geraten. Da ist es kein Wunder, wenn Carnes zu hohen Prävalenzschätzungen von 6 % kommt.

Nach einem wenig fruchtbaren Jahrzehnt in den 1980er-Jahren begann in der sexualtherapeutischen Szene ein Umdenken, das die bloße Begrenzung auf die Funktionsstörungen als zu spärlich empfand. Pointiert fasst das Kleinplatz (2012a) zusammen, indem sie die Ziele der klassischen Sexualtherapie infrage stellt, die sie zu stark an der sexuellen Funktion und zu wenig am sexuellen Erleben, zu stark an der Häufigkeit und zu wenig an der Qualität, zu stark an konventionellen Skripten und zu wenig an sexueller Individualität, zu stark am sexuellen Tun und zu wenig sexuellen Sein orientiert sieht: »Nicht die sexuellen Handlungen machen optimale Sexualität aus, sondern die Art und Weise, wie man mit einem Partner zusammen ist« (Kleinplatz 2012a, S. 114[9]; Übers.: U. C.).

Auf diese Trivialitätskrise – sexuelle Funktion ohne Bedeutung – gibt es drei Antworten:

1) mehr Technik
2) Erwartungen reduzieren
3) bessere Ziele

Die erste Antwort eröffnet eine lange und offene Liste, die vor allem kommunikative und noch ausgeprägter körpertherapeutische Übungen anbietet. Die Liste wird schier endlos, wenn man die Tür von der Sexualtherapie zu sogenannten Sexschulen (Cremer 2012) öffnet. Eine Tür, die allerdings schwergängig zu sein scheint. Die etablierte Sexualtherapie (soweit sie universitär verankert ist oder aus anderen Gründen als seriös gelten möchte) tut sich besonders schwer mit Hands-on-Interventionen, erst recht dann, wenn sie – wie z. B. Tantra-Ansätze – mit einem spirituellen Überbau versehen sind.

Die zweite Antwort ist seit Beginn der klassischen Sexualtherapie als begleitende Relativierung mitgelaufen. Grundtenor: Man solle sich nicht mit überzogenen Ansprüchen strapazieren, sondern mit einer einigermaßen alltagstauglichen Sexualität zufriedengeben. Mehr als eine mittlere Zufriedenheit bei intakter sexueller Funktion liege nicht drin. Ein Ansatz scheint aus diesem Ziel sogar eine Marke zu machen: das Good-enough-Sex-Konzept von Metz und McCarthy

9 Diese unmittelbar einleuchtende Perspektive ist auf der Ebene der empirischen Therapieforschung ein Problem, nämlich wie das sexuelle »Sein« oder »Erleben« zu operationalisieren sein soll. Deshalb sind die empirischen Studien über ein ziemlich steriles Kriterium der »sexuellen Zufriedenheit« nicht hinausgekommen.

(2012). Freilich läuft gerade dieser Ansatz in eine selbst gestrickte Paradoxie, es besonders »gut genug« machen zu wollen, wenn man sich die zwölf Kernelemente genauer ansieht. Danach soll Sex ein unschätzbarer Teil eines dauerhaften individuellen und partnerschaftlichen Wohlbefindens sein. Sex soll fünf basalen Zielen dienen (Lust, Intimität, Stressreduktion, Selbstwert, Reproduktion): Wenn nur eine Funktion erfüllt ist, bestehe das Risiko sexueller Funktionsstörungen und Belastungen.

Der – im Gegensatz zu seinem relativierenden Titel – reichlich anspruchsvolle Ansatz gehört teilweise in die dritte Kategorie, für die Kleinplatz (2012b) neue Töne anschlägt. So macht sie etwa den interessanten Vorschlag, geringes sexuelles Verlangen nicht mit dem Vorschlag zu beantworten, man solle seine Erwartungen herabsetzen. Vielmehr bewertet sie es eher als Ausdruck einer guten Urteilsfähigkeit, sich mit lausigem Sex nicht zufriedenzugeben. Nicht mehr Sex, sondern »sex worth wanting« ist danach das Ziel, das sich für Klienten lohnt.

Und was ist das – Sex, der es wert ist, gewollt zu werden? In einer positiven Umsetzung ihrer Kritik bezieht sich Kleinplatz auf Ergebnisse einer interessanten Studie an »key experts«, genau genommen an älteren Probanden (60+ Jahre, die mindestens 25 Jahre zusammen sind und nach eigenen und Partneraussagen über eine lange Zeit eine wunderbare Sexualität erlebt haben; (N = 44). Aus der qualitativen Befragung wurden acht Komponenten identifiziert, die eine für die befragten Experten optimale Sexualität ausmachen (Tab. 2):

• Präsenz
• Verbundenheit
• Intimität (sense of caring, trust)
• Empathische Kommunikation
• Risikobereitschaft, sich zu zeigen, zu öffnen
• Authentizität
• Verletzbarkeit und Hingabebereitschaft
• Gefühl von Transzendenz und Seligkeit (mit dem Kosmos verbunden)

Tab. 2: Komponenten einer »optimalen Sexualität«

Auch mit dieser Analyse ist nicht das letzte Wort über guten Sex gesprochen. Aber sie könnte den Beginn eines Trends markieren, der einen gewaltigen Sprung in der Theorie und Praxis des Begehrens darstellte. Das würde den in unserer Kultur dominierenden einseitigen Blick auf eine junge und spritzige sexuelle Lust um eine Perspektive der sexuellen Reife erweitern.

2 Vom sexuellen Tun zum sexuellen Sein – und zurück

Was bedeutet die Fokusverschiebung vom sexuellen Tun zum sexuellen Sein? Der Kritikpunkt an der klassischen Sexualtherapie war ja nicht nur, dass sie die sexuelle Funktion zu sehr in den Mittelpunkt gestellt, sondern auch eine Gleichsetzung von Funktion und Befriedigung nahegelegt hat. Mit dem Bezugsrahmen einer »funktionell intakten« Sexualität wurde umstandslos angenommen, dass die sexuelle Befriedigung gewissermaßen von selbst mit dem Funktionieren einhergehe. Damit schien auch die Gleichsetzung von objektiver Symptomatik und subjektivem Leiden selbstverständlich. Wer ein sexuelles Symptom hat – so die implizite Logik –, könne nicht sexuell befriedigt sein und müsse einen Problemdruck empfinden.

Mehrere Studien haben gezeigt, dass dies nicht der Fall sein muss. So ergab sich etwa in einer Befragung englischer Patientinnen (King, Holt a. Nazareth 2007), dass sich bei einer nennenswerten Zahl (20 %) der befragten Frauen sexuelle Störungen zeigten, die zwar eine Diagnose nach DSM-IV rechtfertigten, aber gleichwohl für die Frauen zu keinem Leidensdruck führten. Umgekehrt gab es eine Untergruppe von Frauen (19 %), die sexuell unzufrieden waren, aber kein sexuelles Symptom aufwiesen. Ähnliche Daten werden von schwedischen Frauen berichtet (Fugl-Meyer a. Fugl-Meyer 1999): Bei ihnen variierte der erlebte Leidensdruck je nach Symptom zwischen 69 % (Dyspareunie) und 43 % (geringes sexuelles Interesse).

Auf derselben Linie liegen die Ergebnisse einer Befragung US-amerikanischer Frauen des Kinsey-Instituts (Bancroft, Loftus a. Long 2003), die getrennt nach klinisch relevanten Symptomen und nach subjektivem Leidensdruck fragten, wobei sie diesen danach unterschieden, ob er sich auf die sexuelle Beziehung (was 20 % bejahten) oder auf die »eigene« Sexualität (15 %) oder beides (24 %) bezog. Über alle Symptombereiche hinweg lag der Anteil der Frauen, die trotz definierter Symptome keinen nennenswerten Leidensdruck berichteten, in einer Größenordnung von zwei Dritteln. Als stärkste Prädiktoren beider Leidensdruck-Aspekte stellten sich eine schwache psychische Stabilität und eine verminderte Lebens- und Beziehungsqualität heraus, also nicht ein einzelnes sexuelles Symptom (Bancroft 2009). Anders ausgedrückt: Sexuelles Leiden erklärt sich weniger durch spezifisch sexuelle, sondern durch allgemeine psychische Beeinträchtigungen.

Bemerkenswert ist auch die Tatsache, dass der Orgasmus als Voraussetzung für sexuelles Wohlbefinden nicht die zentrale Bedeutung hat, die ihm oft zugeschrieben wird (Bancroft, Long a. McCabe 2010). Der Tabelle 3 lässt sich entnehmen, dass der Orgasmus nur für ein knappes Drittel der Frauen hohe Bedeutung hat, ein Anteil, der gegenüber dem Gefühl von Nähe (84 %), der Befriedigung des Partners (79 %) und dem unbefangenen Sprechen über Sex (62 %) deutlich in den Hintergrund tritt.

»Wie wichtig für ihr sexuelles Glück ist es, ...?«	**gar nicht**	**etwas**[10]	**sehr**	**extrem**
einen Orgasmus zu haben	11	60	25	5
sich emotional dem Partner nahe fühlen	2	14	47	37
dass Ihr Partner sexuell befriedigt ist	2	20	52	27
sich wohl dabei fühlen, mit dem Partner über sexuelles Verhalten sprechen zu können	4	35	38	24

Tab. 3: Antworten von 987 Frauen in festen Partnerschaften auf die Frage »Wie wichtig für ihr sexuelles Glück ist es, ...?« (in Prozent)

Was für die Problemseite gilt, dass objektive Symptomatik und subjektiver Leidensdruck nur lose miteinander gekoppelt sind, trifft also auch für die »positive« Seite zu, das Verhältnis von sexueller Funktion und Befriedigung. Offenbar folgen die objektive sexuelle Funktion (bzw. deren Störung) und die subjektive sexuelle Befriedigung (bzw. der Leidensdruck) unterschiedlichen Dynamiken.

Das ist ein wichtiges, empirisch gestütztes Argument, wenn wir uns die Fokusverschiebung zum sexuellen »Sein« genauer betrachten. Was ist unter dem beeindruckenden, aber auch nebligen Begriff des »sexuellen Seins« zu verstehen, der ja mit schwerem philosophischen Gepäck daherkommt?

10 Die Kategorien »somewhat« und »moderately« der Originaltabelle zusammengefasst.

Im Kern beschreibt die Verschiebung ein anderes Verhältnis von Person und Handlung.

Während im »alten« Funktions-Paradigma mit einer gewissen normativen Selbstverständlichkeit davon ausgegangen wird, dass Handlung und Person, dass Funktion und Befriedigung weitgehend synchronisiert sind und einen starken »objektiven«, also von persönlichen Nuancen weitgehend unabhängigen Zusammenhang haben, vermittelt sich dieser Zusammenhang im Paradigma des sexuellen »Seins« erst indirekt. Die Person, deren Bewertung und Bedeutungsgebung auf dem Hintergrund ihrer Biografie, Partnersituation und Persönlichkeit, entscheidet, wie stimmig und authentisch das eigene sexuelle Handeln erlebt wird.

Pointiert ausgedrückt, verschiebt sich die Frage vom objektivierenden »Klappt es?« zum subjektivierenden »Passt es?«.

Entsprechend werden körperliche Symptome (z. B. sexuelle Funktionsstörungen) anders bewertet. Sie gelten nicht als per se dysfunktional und behandlungsbedürftig, vielmehr werden sie als funktionale somatische Marker[11] positiv bewertet. Damit dreht sich die Frage nach der Bedeutung eines Symptoms um: Eine Erektionsstörung wird nicht danach untersucht, wieweit sie Ausdruck eines Mangels (einer Performance-Angst, einer frühkindlichen Störung, eines pubertären Traumas usw.) und damit »falsch« ist, sondern wieweit sie ein sinnvoller somatischer Marker sein könnte, der auf eine Unstimmigkeit zwischen Person und Symptom aufmerksam macht, also »richtig« ist (etwa als Hinweis auf eine Verweigerung, als Selbstschutz usw.).

Auf dieser Basis wird der Sexualität ein Potenzial zugetraut, persönliche Entwicklungen (»Wachstum«) anzustoßen und zu beleben. Als Irritation, als Ressource, als zentrales Feld menschlichen Erlebens.

Das klingt gut und vielversprechend. Aber ist das Grund genug, die Handlungs-Perspektive ganz aufzugeben? Neue Perspektiven, Fokusverschiebungen oder – groß gesprochen – Paradigmenwechsel haben die Tendenz, auch die Qualitäten des alten Denkens über Bord zu werfen, die es wert wären, beibehalten zu werden. Das könnte etwa passieren, wenn die Perspektive des sexuellen »Seins« so angesteuert wird, dass nun plötzlich sexuelles Handeln, das ohne gro-

11 Vgl. Damasio (2001), Storch et al. (2010).

ßen Bedeutungs-Impact vollzogen wird, als geringer bewertet wird[12]. Oder der Wunsch, »normale« Sexualität zu haben, ohne hochindividuelle Motivation als undifferenziert pathologisiert wird. Deshalb ein Blick auf das gute alte sexuelle Tun.

In ihrer für die Sexualwissenschaft bahnbrechenden Arbeit hatten Gagnon und Simon 1973 – in einer deutlich gegen die Psychoanalyse gemünzten Attacke – mit der Bedeutungsüberladung des sexuellen Verhaltens aufgeräumt. Sie schlagen eine radikale Dekonstruktion vor: Menschen haben Sex, so könnte man ihre Überlegungen in verkürzter Form zusammenfassen, wie sie eben andere alltägliche Dinge auch tun. Sie frühstücken, gehen zur Arbeit, schlafen am Sonntag aus, erziehen ihre Kinder, besuchen die Schwiegereltern – und haben auch Sex. Sie machen es, weil sie es eben machen, weil kulturell präformierte Skripte es nahelegen, nicht weil ein »Trieb« sie dazu drängt. Soziologen und Psychotherapeuten mögen in diese Handlungen Sinn hineininterpretieren. Im Bewusstsein der handelnden Personen – so ihr Ansatz – spielen Bedeutungsgebungen keine herausragende Rolle.

Diesem dekonstruktivistischen Ansatz, der seinerseits auch wieder einseitig ist, muss man sich nicht anschließen. Ich halte ihn aber für bedeutsam, weil er eine kritische Position gegenüber einer überladenen Bedeutung darstellt, die unausgesprochen in der Perspektive des »sexuellen Seins« lauert, so, als dürfe Sex nicht banal, nicht alltäglich, nicht unbewusst, nicht normorientiert sein. Die Betonung der partnerschaftlichen oder individuellen Hochrelevanz ist ebenso tendenziös wie die bedeutungsverlorene Trivialisierung zum »nur Sex«.

Theoretisch und erst recht therapeutisch fruchtbar ist aber nicht der Mittelweg (von jedem ein bisschen), sondern die Perspektive eines lebendigen Antagonismus, in dem sich Tun und Sein, Handeln und Person gegenseitig »erzeugen«. Ein charakteristisches Muster sexuellen Verhaltens kann sich zu einem profilierten sexuellen »Sein« verdichten. Umgekehrt kann man von einem sexuellen Sein nur dann sinnvoll sprechen, wenn es sich in erkennbaren Handlungen zeigt. Der Wechsel von der einen Perspektive zur anderen kann qualitative Sprünge vorbereiten und so Bewegung in festgefahrene Erlebnis- und Verhaltensmuster bringen.

---

12 Eine freundlich-trotzige Position angesichts der vielen »innovativen« Ansätze bezieht Henderson (2014) in einem Plädoyer für die »›ordinary‹ sex therapy« auf der Basis der kognitiv-behavioralen Therapie.

Beispiel (Vom Tun zum Sein)

Martin quält sich mit seinem frühzeitigen Samenerguss. Er hat alle möglichen und unmöglichen Lösungsversuche ausprobiert (sich mit neutralen Gedanken ablenken, Atem- und Entspannungsübungen, Alkoholkonsum, Beruhigungstabletten, Stop-and-start-Technik), sämtlich ohne Erfolg. Er kommt in die Therapie mit der Frage, was er noch tun kann, um sein Symptom loszuwerden.

Eine Therapie, die aktivistisch nach weiteren Handlungsmöglichkeiten suchen würde, hätte wenig Erfolgschancen. Sie bliebe in der gleichen Logik gefangen, in der das Problem entstanden ist. Weit aussichtsreicher wäre hier ein Wechsel vom Handeln zum Sein, von der Frage »Was tue ich?« zu der Frage »Wer bin ich?« oder besser: »Wie und wann erfahre ich mich als der, der ich sein will?«. Was macht Martin, was macht seine höchstpersönliche Sexualität aus? Wie möchte Martin sich als begehrender Mann realisieren?

Beispiel (Vom Sein zum Tun)

Die umgekehrte Richtung liegt bei Regina nahe. Regina hat seit ein paar Jahren keine sexuellen Erlebnisse mehr gehabt, erlebt sich als unweiblich, ist zutiefst verunsichert über ihre Attraktivität und hat sich in eine selbstzweifelnd unsichere Gefühlslage gebracht, aus der sie nicht herausfindet. Sie möchte in der Therapie besser verstehen, was sie als Frau ausmacht, möchte ein positives weibliches Selbstbild entwickeln.

Für Regina wäre eine ausschließlich auf das Verstehen ihrer Person konzentrierte, deutende Therapie nur begrenzt hilfreich. Ohne Vorstellungen, wie sie ihr konkretes Verhalten Männern gegenüber verändert, wie sie mit ihrem Körper umgeht, bliebe sie im Modus des selbstreflektierenden Grübelns, also im gleichen Zustand, in dem ihr Problem entstanden ist. Eine weitaus bessere Chance hätte sie, wenn sie sich (auch) auf das unberechenbare Terrain des Handelns begäbe und sich konkreten Erfahrungen aussetzte.

Beide Wege, so die einfache, aber folgenreiche Konsequenz, sind gleich wichtig: vom Handeln zur Person und von der Person zum Handeln. Das heißt für Therapeuten, dass sie sich methodisch auf dem Terrain der Bedeutungen (im Verständnis von Biografien, von Paardynamik, im Handwerk der De- und Rekonstruktion von Sichtweisen) ebenso gut auskennen müssen wie auf dem Feld der Handlungen (der Verhaltensverschreibungen, der Übungen und Rituale).

Sexuelle Motive

Soweit zur finalen Frage, auf welches Ziel sich Sexualität hinabbewegt. Nun zur kausalen Frage: Warum haben Menschen Sex?

Meston a. Buss (2007) finden auf einer umfangreichen Datenbasis Antworten in Form von 237 unterschiedlichen Gründen. Sie unterscheiden empirisch vier Motivgruppen: körperliche (z. B. Stressabbau, Spaß), zielorientierte (z. B. Zugang zu Ressourcen des Partners, Rache), emotionale (z. B. Liebe, Bindung) und Unsicherheit (z. B. Selbstwertgewinn, Pflichtgefühl). Interessanterweise ergeben sich in der Art und Reihenfolge der Motivnennungen kaum Geschlechtsunterschiede, zwanzig der 25 meistgenannten Motive decken sich. Allerdings zieht sich ein anderer Geschlechtsunterschied durch alle Motive: Männer bewerten die Intensität dieser Motive bzw. die Häufigkeit, mit der diese sie Sex suchen lassen, durchweg höher und geben damit ein generell höheres Interesse an Sex an. Außerdem nennen sie häufiger hedonistische, rein auf individuellen Lust- und Statusgewinn orientierte Motive als Frauen. Diese geben nur sehr wenige emotionale Motive häufiger an als die Männer, z. B. Verliebtheit oder Liebe zum Partner.

Die Motive, wie sie Meston und Buss beschreiben, sind nicht nur für die sexuelle Initiative bedeutsam. Sie haben bei beiden Geschlechtern einen starken Einfluss auf die sexuelle Befriedigung, unabhängig vom Orgasmus (Stephenson, Ahrold a. Meston 2011). Während liebes- und bindungsmotivierte Sexualität positiv mit sexueller Befriedigung korreliert, besteht ein negativer Zusammenhang mit selbstwertbezogenen Gründen (also sexuelle Aktivität, um ein schwaches Selbstwertgefühl zu kompensieren) und mit Motiven, die auf Ressourcen des Partners spekulieren. Was hier mit nüchternen Korrelationen ausgedrückt wird, könnte man – mit etwas mehr Impact – im Anschluss an die eben formulierte These auch so formulieren: Kompensatorische oder utilisierende Motive, Sex zu haben, sind deshalb weniger befriedigend, weil die sexuellen Handlungen als weniger kongruent mit dem Selbstbild und damit weniger authentisch, weniger »wahrhaftig« erlebt werden.

Die Ergebnisse von Meston und Buss sind ein substanzieller empirischer Beleg dafür, dass sehr viele nichtsexuelle Motive sexualisierbar sind. Vielleicht lässt sich sogar sagen, dass nichtsexuelle Motive einen weitaus größeren Teil sexueller Begegnungen erklären als sexuelle Motive im engeren Sinne. Dieser Gedanke führt freilich unweigerlich zu der schwierigen Frage, was ein »reines« sexuelles Motiv sein soll, das nicht durch andere Beweggründe überlagert ist[13] – und zu der Antwort, dass eine kontext- und bedeutungsfreie Sexualität kaum vorstellbar und schon gar nicht lebbar ist.

Hin zu und weg von – Hinwendungs- und Vermeidungsmotive

Eine interessante Unterscheidung von Motiven bringt eine kanadische Forschergruppe bei einer Reihe von Studien zur sexuellen Motivation ins Spiel (Muise, Impett a. Desmarais 2013; Impett, Gordon a. Strachman 2008; Impett, Muise a. Peragine 2013). Von Hinwendungs-Motiven sprechen sie, wenn die sexuelle Aktivität auf positive Ziele (körperliche Lust, Intimität mit einem Partner) ausgerichtet ist. Im Gegensatz dazu geht es bei Vermeidungs-Motiven darum, befürchteten negativen Konsequenzen aus dem Weg zu gehen, zum Beispiel der Enttäuschung des Partners, Schuldgefühlen oder Ärger mit dem Partner. Vermeidung, um einem naheliegenden Missverständnis zuvorzukommen, meint nicht die Vermeidung sexueller Aktivität, sondern Vermeidungs-Motive, die zu sexueller Aktivität führen. Die Autorinnen kommen zu dem Ergebnis, dass hinwendungsmotivierte Sexualität nicht nur zu einer größeren eigenen Befriedigung führt, sondern auch vom Partner als befriedigender erlebt wird.

Neben der Hinwendungs-Vermeidungs-Differenzierung unterscheiden sie, ob das sexuelle Interesse der eigenen Person oder dem Partner gilt. Die Kombination dieser 2x2 Motive lässt sich inhaltlich durch Items aus der Meston-Buss-Studie illustrieren (Tab 4):

Motiv	Beispiel-Aussagen

13 »Eigentlich geht es immer um Sex. Außer beim Sex. Da geht es um Macht.« Dieses Bonmot karikiert diese Frage schön provokant einseitig.

Hinwendung selbstbezogen	»Ich wollte mich entspannen.« »Ich wollte eine neue Technik ausprobieren.«
Hinwendung partnerbezogen	»Ich wollte, dass mein Partner es gut hat.« »Ich wollte mich verbunden fühlen.«
Vermeidung selbstbezogen	»Ich wollte meine Angst loswerden.« »Ich wollte meine Spannung lösen.«
Vermeidung partnerbezogen	»Ich wollte meinen Partner nicht enttäuschen.« »Ich wollte meinen Partner von einer Trennung abhalten.«

Tab. 4: Kategorien sexueller Motive

Diese Unterscheidung ist eine fruchtbare Grundlage, auf der sich therapeutisch nützliche Fragen ableiten lassen. Dafür müssen die etwas akademischen Begriffe Hinwendung und Vermeidung aber erlebnisnäher formuliert werden.

Hinwendung meint eine positive Anziehung, ein Motiv aus der »Fülle«, wie Schnarch (2009) es formuliert hat, eine Bewegung hin zu einem attraktiven Ziel (Neugier, Faszination, Entspannung, Kick, Hochgefühl). Vermeidung dagegen meint eine Abkehr weg vom Negativen, Sexualität gewissermaßen als Fluchthelfer vor unerfreulichen Gefühlen oder Zuständen (Depression, Angst, Selbstwertprobleme) oder als Kompensation eines Mangels (Leeregefühl, Einsamkeit). Die Unterscheidung selbstbezogen – partnerbezogen bezieht sich darauf, wem der Fokus der sexuellen Aufmerksamkeit gilt. Dann ergeben sich in Ergänzung zu Tabelle 4 beispielhaft therapeutische Fragen wie in Tabelle 5.

	Hinwendung	**Vermeidung**
selbstbezogen	Wann hatten Sie zuletzt Sex, weil es Ihnen einfach Freude macht (Lebensfreude, Experimentierlust, Übermut)?	Wann hatten Sie zuletzt Sex, um in erster Linie negativen Gefühlen (Depression, Angst, Selbstwertgefühlen) zu entgehen?
partnerbezogen	Wann hatten Sie zuletzt Sex, um in erster Linie Ihren Partner zu befriedigen?	Wann hatten Sie zuletzt Sex, um in erster Linie einen Konflikt mit Ihrem Partner zu vermeiden?

Tab. 5: Therapeutische Fragen zur Unterscheidung von Hinwendung/Vermeidung und selbstbezogen/partnerbezogen

Einen bemerkenswerten Geschlechtsunterschied beschreiben Stephenson, Ahrold und Meston (2011): Frauen zeigen nicht nur ein breiteres Spektrum an solchen Motiven als Männer, bei ihnen war das sexuelle Handeln auch enger an die Motive gebunden. Die Autoren lesen diesen Zusammenhang so, dass Frauen präzisere Vorstellungen davon haben, wann sie sich auf Sexualität einlassen. In Anlehnung an die sexualökonomische Theorie von Baumeister und Vohs (2001) erklären sie das damit, das in sexuellen Beziehungen Frauen oft als »Gate-Keeper« fungieren. Dieser Theorie zufolge sei weibliche Sexualität wertvoller (im Sinne von schwieriger zu haben) als männliche, die es gewissermaßen überall umsonst gebe. Diese schiefe Angebots-Nachfrage-Situation bringe Frauen in die mächtigere Position, woraus folge, dass ihre Motive bestimmender für das sexuelle Geschehen seien.

Die Analyse der Vermeidungs-Motive wirft ein realistisches Licht auf die alltägliche Sexualität vieler Paare, die nicht nur die Lust und Leidenschaft belebt, sondern durch viele Kompromisse und Sekundärmotivationen beeinflusst wird. Sie haben Sex, um Streit zu vermeiden, um einzulenken, um der ehelichen Pflicht nachzukommen, um davon abzulenken, dass die Gedanken bei jemand anderem sind, um dem Partner einen Gefallen zu tun, obwohl einem gar nicht nach Sex zumute ist.

Demzufolge »lohnt« sich dieser Gefälligkeitssex nicht, wohl weil er sich für beide auch so anfühlt. Nicht nur bei dem, was auf amerikanisch lapidar »mercy fuck« genannt wird, also ein herablassend gnädiges sexuelles Entgegenkommen ohne eigenes Interesse. Auch anderen, weniger arroganten Motiven der Beschwichtigung und des Einlenkens fehlt der Charme der begehrenden Offensive. Der Versuch, einen Ärger oder Konflikt wegzuvögeln, mag verständlich sein, bringt aber offenbar nicht viel Befriedigung. Der Partner spürt die Absicht und ist unbegeistert. Daraus ergibt sich leicht eine halbherzige Begegnung, bei der die vermeidungsmotivierte Initiative von Partner A die Freude von Partner B mindert, was wiederum die ohnehin schon defensive Lust von Partner A weiter schwächt.

Ob sich dieser dysphorische Teufelskreis stabilisiert oder ob er sich auflösen lässt, liegt daran, wie die Partner ihre sexuelle Motivation kommunizieren. Einen interessanten Ausstieg aus diesem dysphorischen Geschehen schlägt ein Besucher meines

Blogs[14] vor, in dem ich die kanadische Studie der Impett-Gruppe vorstellte:

»Erotisch klug finde ich, wenn etwas, das der ›approach motivation‹ erst im Weg steht, mitgeteilt und dann mit- und weggevögelt werden kann. Beispiel: Wenn mir eine Frau sagt, ›ich bin traurig, fick mich durch die Traurigkeit‹, dann können wir uns begegnen. Dann sagt sie nicht vermeidungsmotiviert zu sich, ›ich schlafe trotzdem mit ihm, damit er nicht enttäuscht ist‹, sondern annäherungsmotiviert zu mir: ›trotz meiner sexfernen Ausgangslage, die ich dir nicht verhehle, möchte ich hier und jetzt und gerade mit dir‹. Mir jedenfalls erweist sie damit eine klasse Gefälligkeit.«

Das ist in der Tat erotische Klugheit, gepaart mit einer authentischen Intimität. So können sich zwei Partner im Hier und Jetzt begegnen, ohne sich auf angestrengte Weise positive sexuelle Motivation vorzugaukeln.

Sexuelle Befriedigung[15]

Wieso lohnt sich sexuelle Aktivität? Was macht sexuelle Befriedigung aus? Was ist das Spezifische – im Gegensatz zu anderen Formen der Befriedigung – an der sexuellen Befriedigung? Lerntheoretisch orientierte Forscher und Therapeuten tun sich leicht, sexuelle Aktivität als operant konditioniertes Verhalten zu verstehen. Weil sexuelle Aktivität mit einem Orgasmus oder zumindest mit einer angenehmen Erregung belohnt wird, suchen die sexuellen Akteure immer wieder sexuelle Situationen auf. Freilich deckt diese bestechend einfache Erklärung viele klinische Phänomene nicht ab. So bleibt etwa unklar, warum viele Frauen über fehlende sexuelle Lust klagen, obwohl sie orgasmusfähig sind. Lerntheoretisch betrachtet müsste sich die Lust angesichts dieses attraktiven Verstärkers doch lohnen. Offenbar reicht die »Belohnung« als Erklärung nicht aus.

Die Frage ist also komplexer, als sie aussieht. Eine naheliegende Antwort lautet: weil Sex Spaß macht. Das stimmt hin und wieder auch, oft genug aber auch nicht. Viele Menschen machen Sex aus

---

14 Clements Verkehrsnachrichten (www.carl-auer.de/blogs/sex) am 27.10.2013.

15 Der englische Begriff »satisfaction« wird im Deutschen mit Befriedigung und mit Zufriedenheit übersetzt, hat also zwei Bedeutungen: Er meint die aktuelle, gegenwärtige Befriedigung und die längerfristige, situationsübergreifende Zufriedenheit.

ganz anderen als aus sexuellen Motiven (Meston a. Buss 2007). Oder machen sogar Sex, obwohl er ihnen überhaupt keinen Spaß macht, aus Pflichtgefühl, zur Konfliktvermeidung, aus Gewohnheit, aus Kalkül. Spaß ist eine nette, aber nur partielle Erklärung.

Exkurs: Empirische Messung sexueller Befriedigung

Die empirische Literatur zu sexueller Befriedigung ist dürftig. Die wenigen Fragebogen, die Anwendung gefunden haben, verzichten auf Definitionen oder konzeptionelle Überlegungen und messen, ohne genauer zu definieren, was eigentlich. Das Global Measure of Sexual Satisfaction (GMSEX) zum Beispiel beschreibt ziemlich vordergründig 7 bipolare Skalen (gut – schlecht, erfreulich – unerfreulich usw.). Die Sexual Satisfaction Scale (Hudson, Harrison a. Crosscuo 1981) und das Pinney Sexual Satisfaction Inventory (Pinney, Gerrard a. Denney 1987) sind einfache eindimensionale Skalen, die den Begriff auch nicht weiter definieren. Verschiedene Fragebögen zu sexuellen Dysfunktionen enthalten als einen Aspekt eindimensionale Subskalen zur sexuellen Zufriedenheit (z. B. der Female Sexual Function Index FSFI von Rosen et al. 2000). Therapeutisch sind diese Skalen unbefriedigend. Weder machen sie eine Aussage, ob es sich um einen relativ konstanten Wesenszug handelt oder um einen situativen oder jedenfalls kontextabhängigen Zustand *(state)*. Theoretisch lassen sie offen, ob damit so etwas wie Stimmigkeit und Authentizität gemeint ist oder einfach der »bloße« Spaß[16].

Das einzige Instrument, das so etwas wie eine konzeptionelle Basis hat, stammt von Lawrance und Byers (1995). Sie haben ein Interpersonal Exchange Model of Sexual Satisfaction (IEMSS) vorgeschlagen, das neben Belohnungen *(rewards)* die Kosten der sexuellen Interaktion gegenrechnet. Unter Kosten werden Interaktionen verstanden, die körperlich oder geistig aufwendig sind, oder solche, die Schmerzen, Angst oder andere Beeinträchtigungen mit sich bringen. Sexuelle Befriedigung ist nach diesem Modell hoch, wenn (a) über längere Zeit das Niveau der Belohnungen das der Kosten übertrifft, (b) die Erwartungen übertroffen werden und (c) die Partner den Ein-

16 Am Beispiel der sexuellen Befriedigung zeigt sich, dass Messen und Verstehen zwei ganz unterschiedliche und sich gegenseitig nur begrenzt befruchtende Zugänge zum sexuellen Erleben sind.

druck haben, dass der jeweils andere ähnlich ausgeprägte Belohnungen und Kosten hat[17].

Therapeutisch hochinteressant wäre die Frage, wieweit das Belohnungs-Kosten-Verhältnis einen psychologisch nachvollziehbaren Prozess aus der Binnenperspektive der befragten Akteure beschreibt und nicht nur einen Algorithmus, der einen externen Forscher zu einer Formel führt. Wägen sexuell aktive Menschen Vorteile gegen Kosten ab? Wenn ja, geschieht das in einem bewussten Prozess der Subtraktion (Belohnung minus Kosten), wie ihn die Formel nahelegt? Oder geschieht das intuitiv »automatisch« und lässt sich erst im Rückblick – falls man den überhaupt relevant findet – entsprechend nachzeichnen? Diese Studie beantwortet das nicht. Einem therapeutischen Denken ist die Vorstellung fremd, dass sich Emotionen voneinander subtrahieren lassen. Subtraktion würde ja unter anderem voraussetzen, dass beide Emotionen auf derselben Dimension abbildbar sind. Man würde vielmehr von einer ambivalenten Gefühlslage sprechen und davon ausgehen, dass einander widerstrebende Emotionen konflikthaft bleiben und nebeneinanderbestehen.

Mögliche Ambivalenzen – oder besser: deren Abwesenheit – wären wohl auch ein Ansatz zu einer therapeutisch einigermaßen schlüssigen Definition sexueller Befriedigung. Wenn man das oben angesprochene Verhältnis von Person und Handlung dazunimmt, könnte man als vorläufige Definition der sexuellen Befriedigung vorschlagen, dass sie das Ergebnis der ambivalenzfreien Passung von Person und Handlung ist. Eine Person ist demnach sexuell befriedigt, wenn sie ihr Selbstbild als zu ihren sexuellen Handlungen passend erlebt. Das würde den dritten Punkt von Lawrance und Byers mit einschließen, der ein ähnliches Erleben beim Partner voraussetzt, ein sicher sinnvolles Kriterium, wenn man davon ausgeht, dass angesichts eines unzufriedenen Partners die eigene Befriedigung beeinträchtigt sein dürfte (Impett, Peplan a. Gable 2005).

---

17 Die Autoren definieren diese Gegenseitigkeit in ihrer Formel lediglich als Summanden. Angesichts der reichen Möglichkeiten, dem Partner durch eigenen Missmut den Spaß verderben zu können, wäre die Formel psychologisch wohl angemessener, wenn sie die Gegenseitigkeit multiplikativ als Faktor statt additiv als Summand verrechnen würde. Damit würde sich bei einer fehlenden Gegenseitigkeit die »Belohnung« in nichts auflösen. Ansonsten krankt diese Definition, wie viele der auf psychometrische Überlegungen beschränkten Skalierungen, daran, dass Prädiktor und Kriterium nicht klar getrennt sind und deshalb zu einem großen Teil auf eine sterile Zirkularität hinauslaufen: Belohnung »erklärt« Befriedigung nicht, sondern ist bereits relevanter Teil der Befriedigung.

Die kognitive Konstruktion von Zufriedenheit

Ein produktiverer Blick auf das Verständnis sexueller Zufriedenheit eröffnet sich, wenn man genauer untersucht, welche kognitiven Prozesse bei der Beantwortung der Frage im Spiel sind, ob jemand zufrieden ist. Kahnemann (2011) hat gezeigt, dass bei der Beantwortung allgemein formulierter Fragen (wie z. B. »wie zufrieden sind Sie mit Ihrem Leben?«) nicht eine Summe oder ein geschätzter Durchschnitt über alle Lebenssituationen zugrunde gelegt wird, sondern dass dabei charakteristische Wahrnehmungs- und Erinnerungs-Tendenzen eine weitaus relevantere Rolle spielen.

Verfügbarkeitsfehler und Fokussierungsillusion

Zum einen sind dies situative, scheinbar beiläufige Erfahrungen, die eine Person unmittelbar vor der Beantwortung der Frage gemacht hat. Kahnemann zitiert das berühmte Experiment von Schwartz und seinen Mitarbeitern (Strack, Martin a. Schwarz 1988; Schwarz a. Strack 1999), die einen Teil der Probanden vor der Befragung nach ihrer Lebenszufriedenheit »zufällig« ein kleines Geldstück finden ließen. Verglichen mit der Kontrollgruppe, die kein Geldstück fand, beschreibt sich die ansonsten parallelisierte Versuchsgruppe bei der dann folgenden Befragung als deutlich glücklicher. Kahnemann erklärt das damit, dass Personen sich zur Orientierung Ankererlebnisse suchen, die intuitive Hinweise auf Zufriedenheit sind. Er nennt das den *Verfügbarkeits-Fehler,* also die Tendenz, sich nicht auf relevante, repräsentative oder anders aussagefähige Kriterien zu beziehen, sondern auf Informationen, die – mehr oder weniger zufällig – gerade zur Verfügung sind.

Um die Bedeutung solcher Verfügbarkeits-Tendenzen zu verstehen, muss man sich klarmachen, dass im Alltagsbewusstsein – etwa im Gegensatz zu Körpergröße oder Körpertemperatur – kein objektives Kriterium für Zufriedenheit gegeben ist. Um auf eine entsprechende Frage zu antworten, welchen Wert man auf einer abstrakten Skala »Zufriedenheit« angeben würde, werden Ad-hoc-Kriterien herangezogen, die sich gerade anbieten. Kahnemann nennt das »Stimmungsheuristik«: Die kurzfristige situative Stimmung angesichts der kleinen Überraschung wird generalisiert, um die langfristig gemeinte Frage nach der Lebenszufriedenheit zu beantworten.

Zufriedenheit wird also nicht als ein konstant bereitliegendes Merkmal (wie z. B. das Alter) verstanden, das einfach abgefragt werden kann, sondern wird im Prozess der Befragung überhaupt erst erzeugt. Weiter gedacht heißt das, dass sich Zufriedenheit überhaupt erst einstellt, wenn man darüber nachdenkt.

Kahnemann illustriert das an einem Beispiel: Wenn ich gefragt werde, wie viel Spaß mir mein Auto macht, werde ich eine andere Antwort geben, als wenn ich gefragt werde: Wie viel Spaß macht Ihnen Ihr Auto, *wenn Sie darüber nachdenken?* (Kahnemann 2011, S. 498)[18]. Im ersten Fall werde ich eher dem Verfügbarkeits-Fehler folgen. Erst durch die Zusatzbedingung im zweiten Fall wird mir auffallen, dass ich im Normalfall selten über mein Auto nachdenke und ein akutes Erleben von Spaß vielleicht nur in wenigen, aber bedeutsamen Momenten erfahre. Als Fokussierungs-Illusion bezeichnet Kahnemann diesen Effekt, dass man von herausgehobenen Momenten auf das Ganze schließt, also eventuell aus der Ausnahme die Regel ableitet. Der Verfügbarkeitsfehler *(bias)* führt zur Fokussierungsillusion. Man nimmt mangels einer breiten Erfahrungsbasis (zufällig) verfügbare Informationen oder Ereignisse und verwertet sie so, als ob sie typisch wären.

Übersetzt auf die sexuelle Zufriedenheit ließe sich eine überraschende Konsequenz ziehen: Sie wird – und das gilt dann ja auch für das Gegenteil, die sexuelle Unzufriedenheit – nur empfunden, wenn danach gefragt wird, wenn man sich selbst die Frage stellt oder sie sich in einer bestimmten Situation aufdrängt. Oder – noch einmal weitergedacht: Eine gute Möglichkeit, sexuelle Unzufriedenheit zu vermeiden, ist, sich die Frage danach gar nicht zu stellen. Wahrscheinlich ist das die – intuitiv und nicht bewusst gewählte – Strategie vieler Personen, die der Sexualität keine größere Bedeutung geben und damit ganz gut leben können.

Erlebendes und erinnerndes Ich

Neben dem Verfügbarkeitsfehler und der Fokussierungs-Illusion bringt Kahnemann ein interessantes Phänomen in die Diskussion, das sich bei dem Versuch ergibt, Glück oder Schmerz zu messen.

18 Bei der ersten Frage werden die schnellen, unwillkürlichen und intuitiven Funktionen des »System 1« aktiviert, bei der zweiten Frage die langsamen, willkürlichen und analytischen Funktionen des »System 2«.

Glückliche (und schmerzliche) Erlebnisse werden im Rückblick nicht nach ihrer Dauer bewertet, sondern nach der Höchststand-Ende-Regel (peak-end rule). Sie besagt, dass die Erinnerung sich zum einen an herausragende Ereignisse (»Höchststand«) und zum andern an das Ende dieser Ereignisse erinnert, und zwar weitgehend unabhängig davon, wie lange diese Ereignisse gedauert haben.

So gaben etwa Diener, Wirtz und Oishi (2001) ihren Probanden zwei Versionen der Lebensgeschichte einer Frau vor, die bei einem Verkehrsunfall im Alter von 30 Jahren (bzw. 60 Jahren) sofort und ohne lange Schmerzen starb. Im einen Fall wurde sie als ihr ganzes Leben lang glücklich beschrieben, im zweiten Fall wurde ihr Leben um fünf unbefriedigende Jahre verlängert und sie starb mit 35 (bzw. 65) Jahren. Die Probanden sollten angeben, als wie glücklich sie das Leben dieser Frau, aufs Ganze gesehen, bewerteten.

Die Ergebnisse zeigten, dass die verdoppelte Gesamtlebensdauer (30 vs. 60 Jahre) sich nicht auf das Ergebnis auswirkte. Mit andern Worten wurde den zusätzlichen dreißig glücklichen Jahren kein Einfluss auf das zugeschriebene Gesamt-Lebensglück beigemessen. Jedoch wirkten sich die zusätzlich gegebenen fünf unglücklichen Jahre stark auf das Urteil aus. Sie führten zu einer schlechteren Gesamtbeurteilung[19].

Auch die umgekehrte Versuchsanordnung (30 bzw. 60 unglückliche Jahre, gefolgt von fünf besseren Jahren vor ihrem Tod) bestätigte den Höchststand-Ende-Effekt. Die 30 zusätzlichen unglücklichen Jahre wirkten sich weniger stark aus als die letzten fünf besseren Jahre.

Die erinnernde Bewertung orientiert sich also nach Peak Events, selbst wenn diese selten oder kurzlebig waren, und sie bewertet maßgeblich das Ende, nicht die Dauer einer Geschichte.

Wenn wir jetzt diese Befunde – Stimmungs-Heuristik, Verfügbarkeitsfehler, Fokussierungs-Illusion, Höchststand-Ende-Regel – auf die Konstruktion der sexuellen Zufriedenheit übertragen, könnte das heißen: Sexuell zufrieden fühle ich mich,

19 Auf der gleichen Linie liegt das Ergebnis einer Studie, die zu dem frappierenden Ergebnis kommt, dass der vollständige Satz eines 24-teiligen Geschirrs aus Meissener Porzellan für weniger wert geschätzt wird, wenn man dem Satz zusätzlich einige leicht beschädigte Teile beifügt. Die Quelle dieser Studie ist mir nicht mehr geläufig.

(a) wenn ich kurz zuvor ein schönes sexuelles Erlebnis hatte, egal wie viel unerfreuliche Erlebnisse dem vorausgingen (Stimmungs-Heuristik)[20], und
(b) wenn mir bei der Frage besonders schöne Erlebnisse in den Sinn kommen (Verfügbarkeits-Bias), die ich im Nachhinein für typisch halte (Fokussierungs-Illusion) und deshalb hoch bewerte.

Die Höchststand-Ende-Regel ist eigentlich nur die dramaturgische Fortsetzung der drei erstgenannten Effekte: Die Wirkung des Höchststands setzt das Zusammenspiel von Verfügbarkeits-Fehler und Fokussierungs-Illusion voraus und die Wirkung des Endes erklärt sich durch die Stimmungsheuristik.

Um diese plausiblen Befunde und die Bewertung, wie sexuelle Zufriedenheit zustande kommt, therapeutisch nutzen zu können, müssen wir noch eine vermittelnde Variable berücksichtigen, durch die diese Effekte überhaupt erklärbar werden. Diese Variable ist die Aufmerksamkeits-Steuerung. Alle diese empirischen Befunde führen umstandslos zu Ericksons Satz »Energy flows where the attention goes«[21] (»Energie fließt dort, wohin die Aufmerksamkeit geht«). Ereignisse werden erst dann einflussreich, wenn sie beachtet werden. Der emotionale Zustand einer Person ist beeinflusst von dem, worauf sie sich konzentriert und worauf nicht. Konzentration erfordert, dass wir einen Unterschied machen, also einen Figur-Grund-Kontrast herstellen, bei dem die Figur den maßgeblichen Aufmerksamkeitsfokus ausmacht, der alles nicht Beachtete in den Hintergrund platziert.[22]

Der Höchststand-Ende-Effekt besagt unter anderem, dass unsere Erinnerungen mehr über narrative Figuren organisiert sind, also über Geschichten, die wir uns selbst erzählen. Deren Gestaltbildung

---

20 Diesen Effekt belegen Impett, Peplan und Gable (2005), indem sie zeigen, dass die Beziehungszufriedenheit an Tagen, denen eine positiv motivierte sexuelle Begegnung vorausging, viel besser beurteilt wurde als an Tagen nach vermeidungsmotiviertem Sex.

21 Mir ist bewusst, dass ich diesen Satz häufiger zitiere und dass er sich wie ein Mantra durch dieses Buch zieht. Aber er wird durch Wiederholung nicht schlechter ...

22 Kahnemann kommentiert diese Effekte kritisch, weil sie primär vom intuitiven System 1 gesteuert sind und nicht zu einem »objektiven« realistischen Bild führen würden, das bei genauer Betrachtung das langsamere analytische System 2 liefern würde. Man kann sich bei der sexuellen Zufriedenheit allerdings fragen, wer mehr Interesse an einer tendenziösen guten Beschreibung hat und wer an einer »realistischen« gemischten Einschätzung.

funktioniert über Kontraste und Unterschiedsbildungen. Sie sind Voraussetzungen für die dramaturgische Figur, die interessanten Erzählungen zugrunde liegt. Sie leben von der Volatilität, also von den seltenen ungewöhnlichen, nicht den häufigen alltäglichen Ereignissen. Das gilt für die Geschichten über Probleme und Leiden ebenso wie für die über Erfolg, Glück und Leidenschaft.

Damit unterscheiden sie sich qualitativ von den Zufriedenheits-Konzepten, denen ein summarischer oder durchschnittsbildender Modus zugrunde liegt (etwa »Insgesamt lief alles gut« oder »Das war eine unbefriedigende Beziehung«), der also Abweichungen nivelliert und – um den schön-schrecklichen Begriff zu verwenden – »wegmittelt«. Zufriedenheit ist demnach durchschnitts-, nicht variationsorientiert, wie sich das prototypisch verdichtet in dem ebenso angenehmen wie langweiligen Satz ausdrückt: »Im Großen und Ganzen bin ich zufrieden.«

Bezogen auf die Konstruktion eines Figur-Grund-Verhältnisses handelt es sich um zwei konträre Modelle: Der *Zufriedenheitsbegriff* ist regelorientiert und interessiert sich für den Durchschnitt. Die Zufriedenheit fasst die Erinnerung so zusammen, dass der *Durchschnitt* als Figur hervortritt und die Abweichungen als Grund zurücktreten. Die *erzählten Erinnerungen* dagegen lassen umgekehrt die *Abweichungen* (Höchststand, Ende, Anfang, Überraschung), auch wenn sie nur einen kleinen Teil des Zeitvolumens ausmachen, als relevante Figur erscheinen, welche sich von dem Grund des zeitlich viel umfangreicheren, aber gering volatilen »Normalfalls« abhebt.

Die Messungs-Logik der Zufriedenheits-Konzepte und die Erzähl-Logik von erlebten Geschichten sind in Bezug auf das Figur-Grund-Verhältnis also genau gegenläufig: Die Messung fokussiert auf den Durchschnitt als Figur vor dem Grund der Abweichungen (das Häufige vor dem Seltenen). Die Erzählung dagegen fokussiert auf seltene Ereignisse als Figur vor dem Grund des häufigen Alltagsgeschehens.

Erinnerung und Präsenz

Wie ist nun im Kontrast zu den vergangenheitsorientierten Überlegungen die sexuelle »Präsenz«, also Gegenwärtigkeit, zu verstehen, die bei all den Ansätzen eine zentrale Bedeutung zugesprochen bekommt, die jenseits von Funktion und Verhalten das sexuelle »Sein« zum Orientierungs-Maßstab machen? Damit sind vor allem die vom

Tantra beeinflussten Zugänge und die achtsamkeitsorientierten Haltungen und Vorgehensweisen (Barker 2013; Bazzano 2013; Jernigan 2014; Richardson 2011) gemeint. Das »Sein« steht auch an zentraler Stelle von Kleinplatz' Konzept einer »optimal sexuality« (Kleinplatz 2012c). Unter Präsenz ist hier die konsequente Fokussierung des Hier und Jetzt verstanden, die sich weder durch die Vergangenheit (und die Vorgeschichte mit allen guten und schlechten Erfahrungen) noch die Zukunft (mit ihren Zielen, Sehnsüchten und Hoffnungen) ablenken lässt.

Der Kern der präsenzfokussierenden, achtsamen Perspektive ist die Abkehr von Skripten, die vergangenheitsorientiert daran interessiert sind, aus welchen Motiven Sexualität initiiert wird, und zukunftsorientiert daran, welches Ziel sie verfolgt. Von Skripten also, die Gegenwart lediglich als passageres Ereignis zwischen Vergangenheit und Zukunft bewerten.

Als Beispiel kann das Verständnis der *Sensate-Focus-Übungen*[23] gelten: Obwohl sie sich ideal dafür eignen würden, die sinnliche Aufmerksamkeit auf das erlebte Hier und Jetzt zu lenken, sind sie doch in einem Konzept entstanden, das sie zielgerichtet funktionalisiert: Sie sind ursprünglich nicht (!) dafür vorgesehen, Entspannung zu erreichen, weil Entspannung bereits ein Wert wäre, sondern um mit dem Mittel der Entspannung zu sexueller Funktion zu gelangen.

Mit diesen Überlegungen zur Präsenz sind wir nach dem Umweg über Kahnemann zurück beim sexuellen »Sein« und bei der Sexualtherapie. Was soll man sich darunter vorstellen? Wenn man von dem sexuellen »Sein« das mitschwingende spirituelle Pathos subtrahiert, bleibt ein Verständnis übrig, das die zwei Komponenten enthält, die bisher gegeneinander kontrastiert wurden, die aber genau in ihrer gegenseitigen Ergänzung zu einem Verständnis führen, das qualitativ über die einfache Formel von »Funktion plus Befriedigung« der klassischen Sexualtherapie hinausgeht.

Pointiert verkürzt, würde die Formel lauten: »Erinnerung plus Präsenz«.

Damit ist der Erfahrung gleichermaßen Rechnung getragen wie dem aktuellen Erleben. Aber nicht in dem lapidaren »So war's halt«

---

23 Strukturierte Sensualitäts-Übungen in der klassischen Masters-Johnson-Therapie, die dem Patienten schrittweise den Zugang zu einer angstfreien sexuellen Aktivität ermöglichen sollen.

und »So ist es halt«. Wenn (a) die Sexualität als Feld verstanden wird, das persönliche Entwicklung möglich macht, und (b) sexuelle Probleme als Stagnation dieser persönlichen Entwicklung gesehen werden und wenn (c) Sexualtherapie dazu beitragen soll, diese Stagnation zu überwinden, dann wären die beiden Komponenten etwa folgendermaßen zum Laufen zu bringen:

Die *Erfahrung* drückt sich in den Geschichten aus, die Klienten über ihr sexuelles Leben erzählen. In der Regel handelt es sich dabei um Enttäuschungen, um Verletzungen, unbefriedigende Erlebnisse. Genauer gesagt, um eine Aufmerksamkeitssteuerung der erzählenden Person auf den Teil ihrer sexuellen Biografie, der als enttäuschend, verletzend, unbefriedigend erinnert wird. Ein ernst zu nehmender Leidensdruck entsteht erst dann, wenn sich eine Person in ihrer Lebendigkeit als Mann oder Frau beeinträchtigt, unfrei und unfertig erlebt.

Präsenzorientiert geht die therapeutische Aufgabe darum, wie es Klienten ermöglicht werden kann, aus einer unbefriedigenden Vergangenheit in eine Gegenwart zu kommen, in der sie sich authentischer und lebendiger fühlen können. Das kann nur durch Interventionen geschehen, die radikal gegenwartsorientiert sind. Hier spielen emotions- und körperorientierte Vorgehensweisen eine zentrale Rolle. In ihnen liegt die große Chance, aus der dumpfen Verstrickung von Problemgeschichten (»Wie genau war es?«, »Woran erinnert Sie das?«) auszusteigen und zu einer wachen Präsenz zu gelangen (»Wie fühlt es sich jetzt an, wenn Sie von der damaligen Verletzung berichten?«, »Konzentrieren Sie sich auf das Gefühl, das Sie jetzt im Moment haben!«).

Zum Abschluss dieses Kapitels noch ein paar Fragen, mit denen die genannten Fokusse adressiert werden können.

Fragen zur sexuellen Befriedigung (Fokus: Variation einzelner Erlebnisse)

- »Wann war die letzte sexuelle Begegnung, in der Sie sich sexuell befriedigt fühlten?«
- »Wo im Körper spürten Sie die Befriedigung? Wie genau fühlte sie sich an?«
- »Was genau hat Sie befriedigt?«

- »Was war das Besondere bei dieser sexuellen Begegnung?«
  und umgekehrt:
- »Wann war die letzte sexuelle Begegnung, in der Sie sich sexuell besonders unbefriedigt fühlten?«
- »Wo im Körper spürten Sie dieses unbefriedigte Gefühl? Wie genau fühlt es sich an?«
- »Was genau hat Sie unbefriedigt gelassen, enttäuscht?«
- »Was war das Besondere bei dieser sexuellen Begegnung?«

Die inhaltlichen Antworten auf diese präsenzorientierten Fragen sind weniger wichtig als die Fragen selbst, weil diese ein Mittel sind, um die Fokussierung auf die unmittelbare Erlebensqualität nahezulegen, und damit ein wichtiges Gegengewicht zu ablenkenden Erwartungshaltungen und Normorientierungen darstellen.

Fragen zur sexuellen Zufriedenheit (Fokus: Durchschnitt)

- »Auf einer Skala von 0 bis 10: Wie hoch würden Sie Ihre Zufriedenheit mit Ihrem Sexualleben (Ihrer Sexualität, Ihrer sexuellen Partnerschaft) in den letzten Wochen (Monaten, Jahren, seit Ihrer Ehe usw.) einschätzen?«
- »Was genau ist für Ihre Zufriedenheit entscheidend?«
- »Was kann Ihre Zufriedenheit am meisten beeinträchtigen?«

3 Sexuelle Ressourcen

Trieb und Ressourcen

Sexualtherapeutische Konzepte sind – wie die Sexualwissenschaft und die Psychotherapie im Allgemeinen – durch den Geist der Zeit geprägt, in der sie entstanden sind. In einem richtungweisenden Artikel mit dem etwas melancholischen Titel »Abschied vom Trieb« beschreibt Gunter Schmidt (2012) das Ergebnis der sexuellen Liberalisierung der 1960er-/70er-Jahre. Er identifiziert einen paradigmatischen Wechsel von einem Triebmodell zu einem Ressourcenmodell der Sexualität.

Das bis dahin dominante Verständnis betrachtete die sexuelle Motivation als eine Anhäufung inneren Drucks, der von Zeit zu Zeit entlastet werden muss (»Dampfkessel-Modell«). Der Mensch ist seinem Trieb ausgesetzt, den er nur zum Preis von Symptombildungen unterdrücken kann. Der Sexualität wird hier eine mächtige Rolle zugeschrieben. Gesellschaftlicher Hintergrund dieses Triebmodells ist ein Überbau von körper- und sexualfeindlichen Normen, die als Gegenspieler der sexuellen Lust verstanden werden und sie einengen.

> »Es verdankt sich einer besonderen gesellschaftlichen Situation, nämlich den Sexualverboten einer Verzichtmoral, dem sexuellen Mangel und der strengen Reglementierung der Befriedigung« (Schmidt 2012, S. 3).

Das Spannungsverhältnis zwischen kulturellen Normen und gelebter Sexualität ist in der liberalisierten Zeit entschärft und legt andere Theoriekonzepte näher. Schmidt nimmt besonderen Bezug auf die Arbeiten der Soziologen John Gagnon und William Simon (1973) sowie des Psychoanalytikers Robert Stoller (1979), deren Theorien zur Sexualität und zum sexuellen Verlangen ohne den »Trieb« auskamen. In deren Folge entstand allmählich eine Vorstellung von Sexualität, die Schmidt als *Ressourcenmodell* bezeichnet.

Statt eines bestimmenden und mächtigen Triebes, auf den der Mensch nur defensiv reagieren kann, kommt jetzt die Vorstellung ins Spiel, dass Sexualität wählbar ist, als Gegenstand von Entscheidungen, die man so oder so treffen kann. Aus einem deterministischen wird ein optionalistisches Konzept.

> »Uns spätmoderne Menschen treibt nicht so sehr die Frage um, wie kann man sexuelle Spannungen und Druck loswerden, um Ruhe zu finden, sondern *was kann man alles mit der Sexualität anstellen*« (Schmidt 2012, S. 4).

Das verändert auch das Bild, das man sich vom sexuellen Erregungsablauf macht. Am besten zeigt sich das in einer relativierten Bedeutung des Orgasmus. In der Dramaturgie des Triebmodells stellt er den Höhepunkt des Geschehens dar, auf den alles zusteuert, und nachdem alles entladen ist, kehrt Entspannung ein. Im Ressourcenmodell dagegen hat er den Stellenwert einer Möglichkeit, die man nutzen kann – oder auch nicht. Schmidt zitiert Annie Potts (2000), der zufolge der »delight of desire«, die »sexiness« der Erregung dabei ist, die zentrale Stellung des Orgasmus als Sexualziel, und damit die Orgasmusfixierung, aufzulösen. »Coming, Coming, Gone« heißt ihr Aufsatz, also »Kommen, kommen – und alles ist vorbei«, das Verlangen, die Erregung, die Lust.

Damit einher geht ein neuer Blick auf das Verständnis sexueller Dynamik in der Therapie. Schmidt illustriert es an einem Beispiel:

> »Die Frau, die lange nicht mit ihrem Partner geschlafen hat und darüber mürrisch und unzufrieden wird oder auch ein psychosomatisches Symptom entwickelt, wird im Verständnis der Triebposition unter ihren gestauten sexuellen Spannungen, ihrem Triebstau leiden; im Verständnis des Ressourcenmodells leidet sie, weil sie sich nicht mehr geliebt und begehrt fühlt, keinen Zugang zu körperlicher Nähe und Geborgenheit findet, sich ängstigt, dass ihre Partnerschaft nicht mehr intakt oder bedroht ist; ihr fehlt der Sex, aber vor allem das, was man damit ausdrücken kann« (Schmidt 2012, S. 4).

Während im Triebmodell – und hier klassischerweise in der frühen Psychoanalyse – die Sexualität als potenziell pathogenetische Kraft identifiziert wird, die zu allen möglichen nichtsexuellen Symptomen führen kann, dreht sich im Ressourcenmodell das Verhältnis zwischen Erklärenden und Erklärtem häufig um: Sexuelle Störungen werden kaum noch durch sexuelle Motive erklärt, sondern durch ein ganzes Spektrum von Dynamiken jenseits der Sexualität. Auf eine kurze Formel gebracht, könnte man sagen, dass im Triebmodell Nichtsexuelles durch Sexuelles erklärt wird und im Ressourcenmodell Sexuelles durch Nichtsexuelles.

Auch bei der Beschreibung sexueller Symptome zeigt sich eine Akzentverschiebung. Das Triebmodell hatte die sexuelle Lustlosigkeit, die heute die mit Abstand am häufigsten gestellte Diagnose in sexologischen Ambulanzen ist, kaum in den Blick genommen. Dieses Modell ging davon aus, dass die Menschen ihre Lust leben würden, wenn sie nicht unterdrückt wird. Die postmoderne Entwicklung hat das widerlegt. Es zeigt sich heute ein frappierendes Missverhältnis zwischen einem weit geöffneten, aber so wenig genutzten Raum der Möglichkeiten.

Das Ressourcenmodell als soziologisches Modell bildet den Hintergrund, vor dem der Ressourcenbegriff in der Sexualtherapie genauer zu klären ist.

Was ist eine sexuelle Ressource?

Im therapeutischen Feld hat der Ressourcenbegriff besonders in der systemischen und der Hypnotherapie früh[24] eine zentrale Bedeutung bekommen (Simon, Clement u. Stierlin 1999). Er resultiert unter anderem aus dem kompetitiven Verhältnis zu tiefenpsychologischen Ansätzen, die den Akzent bevorzugt auf schwere und in der frühen Biografie begründete Störungen legten und die auf dem defizitorientierten Auge äußerst scharfsichtig, auf dem kompetenzorientierten Auge jedoch eher kurzsichtig waren. Die systemischen Therapien, ganz besonders die Kurzzeittherapien (de Shazer 1982), konnten ihren weitaus geringeren Zeitaufwand nur dadurch begründen, dass sie den Fokus ihrer Aufmerksamkeit auf das legten, was den Klienten bereits zur Verfügung stand, und die Therapieziele knapper und konkreter fassten.

Sexuelle Ressourcen können sich aus sexuellen, aber auch aus nichtsexuellen Quellen ableiten. Das führt theoretisch zu drei Konstellationen:

1. Ressourcen, die sowohl sexueller Herkunft sind als auch sich sexuell realisieren. (Beispiel: eine starke erotische Ansprechbarkeit, die dazu führt, häufig sexuelle Verführungs-Situationen aufzusuchen.)

24 Die Wende von einer psychoanalytisch ausgerichteten Familientherapie, wie sie im deutschen Sprachraum vor allem Horst-Eberhard Richter vertreten hat (Richter 1970), zu einer deutlich systemischen Orientierung der Heidelberger Schule (Stierlin 1971) lässt sich in die 1970er-Jahre datieren.

2. Ressourcen, die zwar sexueller Herkunft sind, die sich aber nicht sexuell realisieren. (Beispiel: das Bedürfnis, seine männliche Potenz zu zeigen, die in verbaler Dominanz ausgedrückt wird.)
3. Ressourcen, die nichtsexueller Herkunft sind, die sich aber sexuell realisieren. (Beispiel: ein Bedürfnis, sich umsorgen zu lassen, das zu einer starken erotischen Aufladung von Situationen führt, die passive sexuelle Hingabe ermöglichen.)

In allen drei Fällen können wir von erotischen oder sexuellen Ressourcen sprechen.

Eine Ressource ist von einem Potenzial zu unterscheiden: Eine Ressource steht bereits zur Verfügung; ein Potenzial liegt latent bereit und kann sich noch entwickeln. Diese Unterscheidung ist nicht nur akademischer Natur, sondern prägt maßgeblich die für das therapeutische Fallverständnis relevante Frage, worauf Klient und Therapeut sich »schon« und worauf »noch nicht« beziehen können.

Der Unterschied zwischen Ressource und Potenzial lässt sich pointiert in zwei Fragen ausdrücken:

»Was in meinem sexuellen Leben ist so wertvoll, dass ich es unbedingt bewahren und pflegen möchte?« (Ressourcen-Frage)

»Was in meinem sexuellen Leben, das ich noch nicht erlebt habe, möchte ich gern noch erfahren?« (Potenzial-Frage)

Die systemische Sexualtherapie geht von der Vorstellung aus, dass die sexuelle Entwicklung nicht mit der Pubertät im Wesentlichen abgeschlossen ist, sondern einen lebenslangen Prozess darstellt. Dabei spielen nicht nur kontinuierliche und stabile biografische Seiten eine Rolle, sondern auch Verluste und neue Entwicklungen. Auch in späteren Lebensdekaden kann es zur Entfaltung noch nicht gelebter, »spätreifer« Potenziale kommen. Ob diese von den beteiligten Personen immer goutiert werden, ist eine andere Frage. Denn sie können auch Konfliktpotenzial bergen.

Daniela (43 Jahre, verheiratet, drei Kinder) verliebt sich zum ersten Mal in eine Frau und kann sich gegen ihre dann als unabweisbar erlebte drängende gleichgeschlechtliche Orientierung nicht wehren. Nach einer konflikthaften Zeit hat sie ihr Coming-out. Nachdem sie mit ihrem Mann, der der Entwicklung fassungslos gegenübersteht, eine einigermaßen tragfähige Regelung über die Kinderbetreuung gefunden hat, trennt sie sich von ihm.

Curt (47 Jahre) entdeckt nach der Genesung von einer schweren Krankheit seine Faszination für die sadomasochistische Welt. Seine Frau versucht, ihm entgegenzukommen, indem sie sich zunächst auf seine Wünsche einlässt, erlebt sich aber dabei völlig unfrei und gibt es schließlich auf. Das Paar trennt sich kurze Zeit später.

Ressourcen sind also nicht nur »schön«, sondern können auch eine Belastung darstellen.

Gerade in Paartherapien kommt es nicht selten vor, dass bei einem der Partner neue Wünsche reifen oder lange verdrängte Neigungen bewusst werden und gelebt werden möchten. Dann sieht sich der andere plötzlich einer Entwicklung ausgesetzt, die er nicht bestellt hat. Alte Selbstverständlichkeiten stehen infrage und bisher gültige Regeln sind außer Kraft gesetzt.

Außerdem sind Ressourcen nicht immer – im Sinne der Schmidt'schen Kontrastierung deterministisch vs. optionalistisch – wählbar. In beiden geschilderten Fällen haben wir es nicht mit Entscheidungen zu tun, sondern mit dem, was die Psychoanalyse als »Triebschicksal« bezeichnet, also dem, was einem »Triebwünsche« auch zumuten.

Nicht wählbare Entwicklungen können jedoch ebenfalls Ressourcen sein, selbst wenn sie – wie in den beiden genannten Fällen – Optionen einengen. In den Fallvignetten: Daniela »kann« die Ehe nicht mehr weiterführen, Curt »muss« sich auf die sadomasochistischen Wünsche einlassen. Die Ressourcenqualität liegt hier nicht in der horizontalen Ebene der quantitativen Wahlmöglichkeiten, sondern in der vertikalen Ebene der erlebten Intensität und Authentizität. Beide bringen eine relevante Seite ihrer Sexualität zur Geltung, die ihnen mehr entspricht als das, was sie zuvor gelebt haben.

Entgegen dem gern zitierten Imperativ Heinz von Foersters, man solle so leben, dass man die Zahl seiner Optionen erhöht, kann also auch die Verringerung von Optionen Lebensqualität erhöhen.

Ressourcen der Vergangenheit, der Gegenwart und der Zukunft

Ressourcen können aus verschiedenen Zeiten stammen. Um deren Qualität zu charakterisieren, sei ein kurzer Umweg über eine Analyse gemacht, die Zimbardo und Boyd (2008) zur Psychologie des Zeitverständnisses vorgelegt haben. Sie unterscheiden Kulturen und Menschen danach, ob sie eher in der Vergangenheit, der Gegenwart oder der Zukunft leben. Dabei sind die Autoren von der normativen Idee geleitet, dass ein ausgewogenes Verhältnis der drei Zeitbezüge Voraussetzung für die Stabilität einer Kultur bzw. eines Individuums sei. Geringe »Zeit-Kompetenz«, wenn einer der Bezüge fehlt oder ein anderer das Geschehen dominiert, führe zu verminderter Selbstverwirklichung und beeinträchtigtem Wohlbefinden.

So schafft beispielsweise eine traditionalistische Orientierung in der Vergangenheit zwar eine werteorientierte Identifikationsmöglichkeit, kann aber Entwicklungen behindern, wenn sie darauf begrenzt bleibt. Eine reine Gegenwartsorientierung des »Carpe diem!« dagegen, von Zimbardo und Boyd als »hedonistisch« charakterisiert, ist präsent und schnell, aber nicht nachhaltig und bietet keinen sicheren Identifikationsrahmen. Eine vorwiegend auf die Zukunft ausgerichtete Lebenseinstellung, wie sie eine ausgeprägte zielorientierte Leistungshaltung kennzeichnet, ist getrieben und kommt nicht zur Ruhe, weil Vergangenheit und Gegenwart nur als vorläufige Phasen auf dem Weg zur eigentlich relevanten Zukunft erlebt werden.

Dieser Ansatz lässt sich gut auf sexuelle Ressourcen übertragen. Besonders interessant ist dabei nicht nur, dass sich zeitspezifische sexuelle Ressourcen identifizieren lassen, sondern dass sich auch deren Ausgewogenheit über die drei Zeiten beurteilen lässt.

Ressourcen der Vergangenheit: Die Erlebnisse im Lauf einer sexuellen Biografie sind für sich genommen noch keine Ressource. Jemand kann sehr viele Erlebnisse gehabt haben, die aber keine Spur hinterließen, durch die sie erst zur prägenden Erfahrung werden. Die Erlebnisse sind dann flüchtig geblieben und haben sich nicht zur Erinnerung verdichtet, waren – unter Ressourcengesichtspunkten – gewissermaßen überflüssig. Erfahrungen (im Gegensatz zu Erlebnissen) sind nichtreversible, nachhaltige Prozesse, die das gegenwärtige sexuelle Erleben färben und mit Bedeutungen versehen. Deshalb kann jemand aus wenigen sexuellen Erlebnissen einen reichen Erfahrungsschatz entwickelt haben.

Beispiele solcher Ressourcen sind gute Erfahrungen von Trost und Aufgehobensein, von Leidenschaft und Beglückung in einer sexuellen Begegnung, die in aktuellen Begegnungen reaktiviert werden können (Schorsch 1978). Solche sexuellen Erfahrungen können über ein Gefühl der Vorfreude Erlebnismöglichkeiten vorwegnehmen, ehe sie sich ereignet haben. Und vergangene Erfahrungen können angesichts gegenwärtiger Entwicklungen im Nachhinein in einem neuen Licht erscheinen[25].

Morin (1997) schlägt vor, bei der Suche auch Ressourcen nach »peak experiences« zu durchforschen, also herausragenden Erfahrungen, die biografisch zur Verfügung stehen selbst dann, wenn sie lange in der Latenz verschwunden waren und nicht erinnert wurden. Diese vergangenheitsgerichtete Explorationsrichtung kann gerade auch für Klienten ermutigend sein, die an ihrer aktuellen Lebenssituation verzagen, indem sie sie daran erinnert, dass ja »schon einmal etwas da war«.

Die Stärke von Ressourcen aus der Vergangenheit wird auch spürbar für Paare, für die ihre Sexualität nicht als aufregende Leidenschaft bedeutsam ist, die in der jeweiligen Gegenwart aktiviert werden muss, sondern als ruhiges Kontinuitätsritual zur Vergewisserung, dass alles so gut bleibt, wie es immer schon war.

Ressourcen der Gegenwart: Diese haben insofern eine andere Qualität als nicht ein gegenwartsbezogener Inhalt, sondern die Gegenwart selbst Ressourcenqualität haben kann. Diese Konzentration auf sinnliche Präsenz spielt in vielen Ansätzen eine zentrale Rolle, die nicht das Tun, sondern das sexuelle »Sein« in den Mittelpunkt stellen. »Slow Sex« (Daedone 2012; Richardson 2011) ist bereits eine programmatische Überschrift, die sich vorwiegend aus der Philosophie und Praktik des Tantra herleitet. Sexuelle Aktivität wird hier im spirituellen Kontext eines ganzheitlichen mystischen Erlebens verstanden (Deida 2007, 2012). Auch die zunehmend in der Sexualtherapie an Bedeutung gewinnenden Achtsamkeits-Ansätze zentrieren sich auf ein sexuelles Erleben im Hier und Jetzt und vermeiden bewusst vergangenheitsorientierte Warum-Fragen ebenso wie zukunftsori-

25 Das systemische Mantra, wonach es nie zu spät sei, sich eine gute Vergangenheit zuzulegen, ist mehr als ein rhetorischer Gag.

entierte Fragen nach dem »Wohin« oder »Wozu« (Brotto a. Heiman 2007).

Entgegen dem lapidaren Einwand »Die Gegenwart ist doch sowieso da – um die muss ich mich nicht extra bemühen«[26] meint die Haltung der Präsenz eine konzentrierte Wahrnehmung dessen, was ist, ohne zu werten, ohne zu interpretieren, ohne zu erklären. Das heißt auch, ohne auf vergangene Erfahrungen zu rekurrieren und ohne zukunftsorientiert eine Richtung auf ein Ziel einzuschlagen.

Der im Zen-Buddhismus sogenannte »Anfänger-Geist« (Suzuki 2000) beschreibt das gut in einem Wort. Es ist eine Haltung, als würde man etwas zum ersten Mal sehen.

Eine Intervention für die Paar-Sexualtherapie, die sich unmittelbar daraus ableiten lässt und die, vielleicht gerade wegen ihrer Einfachheit, zu frappierenden Wirkungen führen kann, ist die folgende.

Nach einer kurzen Achtsamkeits-Induktion wird Partner A gebeten, Partner B zu betrachten, als würde er ihn zum ersten Mal im Leben sehen. Er soll beschreiben, was er sieht. Das können objektive Merkmale sein, es kann sich auf die Ausstrahlung oder auf atmosphärische Anmutungen beziehen. Es sollen aber reine Beschreibungen sein, keine Bewertungen und keine Erklärungen. Der Therapeut greift ein, wenn Bewertungen, Vorwürfe oder Erklärungen auftauchen, und erinnert Partner A daran, sich nur auf Beschreibungen zu konzentrieren. Partner B soll nicht antworten, sondern schweigend darauf achten, wie diese Beschreibung bei ihm ankommt, welche emotionalen Resonanzen ausgelöst werden. Besonders hilfreich ist dabei eine Fokussierung auf den eigenen Körper: Wo im Körper spüre ich die Reaktion auf das, was mein Partner beschreibt? Wie genau fühlt es sich an? (Es heißt nicht: Woran erinnert es mich? Sondern es geht nur um die gegenwärtige Reaktion: Wie und wo fühle ich es jetzt?)

Nach einigen Minuten wird die Übung vom Therapeuten beendet und ausgewertet. Partner A beschreibt, was er Neues gesehen hat. Partner B berichtet, was er wie und wo empfunden hat. Der Therapeut achtet darauf, dass auch die Auswertung konsequent gegenwartsbezogen bleibt. Es wird also nicht interpretierend gefragt: Was heißt das jetzt? Was willst du mir damit sagen? Was folgt daraus? Das würde von der Präsenz ablenken. Vielmehr ist die achtsame Wahrnehmung des Partners ein Wert an sich, nicht ein Ausgangspunkt, der irgendwohin verweist.

26 Kommentar eines Kursteilnehmers bei einer Diskussion über achtsame Sexualität.

Ressourcen der Zukunft: Nicht Gelebtes, Ersehntes, Gewünschtes kann Ressourcenqualität haben, wenn es nicht zu stark von Ambivalenzen oder antizipierten Enttäuschungen durchzogen ist. Sexuelle Wünsche und Fantasien können Aktivitäten und kreative Initiativen freisetzen. Sie erlauben es nicht nur, kompensatorisch eine unangenehme Gegenwart besser zu ertragen, sondern auch eine »Kunst des Möglichen« (Stone Zander a. Zander 2000) mit einem Blick für den Reichtum an Möglichkeiten zu kultivieren.

Potenziale, also bisher nicht realisierte Möglichkeiten, können zu Ressourcen werden, wenn sie von einer gefühlten Gewissheit des Noch-nicht getragen werden, also der Zuversicht, dass »die Zeit mein Freund« ist und das Leben die Wünsche schon noch befriedigen wird.

Ressourcenorientierte Interventionen in der Sexualtherapie

Die leitende Idee eines ressourcenorientierten Vorgehens liegt darin, den Aufmerksamkeitsfokus auf das zu richten, was einer Person an sexuellen Ausdrucks- und Erlebnismöglichkeiten bereits zur Verfügung steht oder aktivierbar ist. Die Defizite und Schwächen werden dabei nicht geleugnet, ihnen wird aber keine besondere Aufmerksamkeit geschenkt.

Die Formel »Stärken stärken – Schwächen schwächen«[27] bringt es auf den Punkt: Statt sich um die Kompensation von Mängeln zu kümmern, wird darauf geachtet, durch eine gezielte Interviewführung den Blick des Klienten für seine Ressourcen zu schärfen. Das kann zur Identifikation eines »Profils«, das die Stärken einer Person hervorhebt, führen.

Dieser Zugang lässt sich in drei aufeinander aufbauenden Interventions-Stufen beschreiben, die je nach Fall angesteuert und realisiert werden können:

27 Diese eingängige Formel kommt meines Wissens aus der Unternehmensberatung. Ich habe sie bei dem Organisationsberater Friedmund Malik gelesen, die genaue Quelle erinnere ich nicht mehr. Die gleiche Philosophie liegt der »Appreciative Inquiry« (Cooperrider a. Whitney 2005) zugrunde, einer radikal ressourcenorientierten Unternehmensanalyse.

1) das ressourcenorientierte Interview
2) das Liebhaber-/Geliebten-Profil
3) die Selbst-Ernennung

(1) Das ressourcenorientierte Interview

Der Ablauf des ressourcenorientierten Interviews lässt sich kurz in einer Gebrauchsanweisungs-Diktion beschreiben:

1) Joining:
   Hole den Klienten bei seiner Problemsicht ab. Wenn der Klient klagt, lass ihn klagen, akzeptiere die Klage. Nicht optimistisch kontern, nicht schönreden.
   Begründung: Wenn der Klient das Gefühl hat, seine Klage werde nicht verstanden, muss er immer mehr klagen.

2) Unterscheidung Stärken vs. Schwächen:
   Frage nach erotischen Stärken *und* Schwächen des Klienten.
   Begründung: Die Unterscheidung relativiert die Klage über Schwächen, indem ebenso nach Stärken gefragt wird. Zugleich entlastet es den Klienten, wenn er nicht nur auf Stärken festgelegt wird.

3) Unterscheidung veränderbar vs. nicht veränderbar:
   Welches Problem ist wie weit veränderbar, welches nicht?
   Begründung: Der Veränderungsdruck wird relativiert, wenn die Möglichkeit gelten kann, dass nicht veränderbare Schwächen auch wohlwollend akzeptiert werden können. Damit wird der Blick bezüglich der Veränderungsverantwortung auf die Aspekte konzentriert, die überhaupt eine Veränderungschance haben.

4) Veränderungsabsicht:
   Welche Stärke lohnt sich zu stärken? Welches unentwickelte Potenzial soll stärker zur Geltung kommen?
   Begründung: Nicht alles, was verändert werden kann, muss auch verändert werden. Die Schärfung eines Profils ist bedeutsamer als die Erreichung eines egalisierten Durchschnitts. Zwei starke und zwei schwache Ressourcen könnten interessanter sein als vier durchschnittliche.

5) Veränderungsauftrag:
Für welche Veränderung ist der Klient, für welche der Therapeut zuständig?
Begründung: Die Unterscheidung zwischen ergebnisorientiertem Werkvertrag und prozessorientiertem Dienstvertrag definiert die Rollen und Funktionen der beiden Beteiligten so, dass sie sich komplementär ergänzen können.

(2) Das Liebhaber-/Geliebten-Profil oder: Ich bin nicht mein Symptom

Über eine reine Auftragsklärung hinaus zielt das ressourcenorientierte Interview darauf, erste Eindrücke vom sexuellen Profil des Klienten zu erhalten. Erst in diesem Rahmen entfalten sexuelle Symptome ihren Leidensdruck. In den meisten Fällen werden sie mit einer defizitären Wahrnehmung und Beschämung der eigenen Männlichkeit/Weiblichkeit konnotiert (die Erektionsstörung als unmännlich, die Orgasmusstörung als unweiblich). Das Symptom wird umso beschämender erlebt, je bedeutungsreicher es aufgeladen ist. Eine besondere Rolle spielt die Frage, wie eng das Symptom an das Mannsein/Frausein gebunden wird und wie sehr es andere Aspekte der Geschlechtsidentität in den Schatten stellt. So kann sich leicht eine sexuelle Problemtrance entwickeln, in der die Fokussierung auf das Problem das bedrückende Monopol über die Selbstwahrnehmung als Mann oder Frau übernimmt.

Ein Ausweg aus der defizitär wahrgenommenen Geschlechtsidentität ergibt sich, wenn das Symptom in den Kontext einer positiven Selbstbeschreibung gestellt und damit zum Teil eines ressourcenorientierten größeren Ganzen relativiert wird (»ich bin nicht mein Symptom«). Dieser Prozess der Disidentifikation erlaubt eine Externalisierung des Symptoms, also eine Interaktion mit dem Symptom, als ob es vom Klienten getrennt sei.

Die Intervention »Liebhaber-/Geliebten-Profil« zielt auf eine veränderte Aufmerksamkeit: vom eng fokussierten Symptom auf die weit fokussierte Kompetenz als Liebhaber/Geliebte. Sie setzt voraus, dass der Auftrag verabredet ist, dass sich der Therapeut in der Problem- und Lebensgeschichte des Klienten einigermaßen auskennt und der Klient den Eindruck hat, dass der Therapeut seinen Leidensdruck empathisch verstanden hat.

»Jeder Liebhaber/jede Geliebte ist anders, ist individuell. Jeder hat besondere Eigenheiten und Stärken, aber auch eigene Begrenzungen. Wie sehen Sie das bei sich? Was ist Ihr Liebhaber-/Geliebten-Profil?«

Detailfragen:

- Was sind Ihre positiven Besonderheiten?
- Was haben Sie besonders gut drauf?
- Was möchten Sie Ihrem Partner geben?
- Was haben Sie Lust zu entwickeln?
- Welche Seite Ihrer Sexualität möchten Sie stärker zur Geltung bringen?

Es ist nicht zu unterschätzen, dass diese Interviewlinie sehr konfrontierend ist, und das, obwohl Ihr Interesse positiven Eigenschaften gilt. Sie setzt nämlich eine Bereitschaft voraus, sich zu exponieren, eine Bereitschaft, die für manche Klienten angstbesetzt ist. Bei unsicheren Gesprächspartnern sind diese Fragen deshalb vorsichtiger zu stellen, weil ein starkes Beschämungs- oder Inferioritätsgefühl sie daran hindern kann, überhaupt an Ressourcen zu denken. Eine bewährte Möglichkeit ist die, Stärken und Schwächen nebeneinander zu erfragen, etwa in der Art:

- *Was haben Sie gut drauf, was nicht so gut?*
- *Was ist eine besondere Stärke, was eine besondere Schwäche von Ihnen?*

Hilfreich ist auch, den Klienten mit einer normalisierenden Vorbemerkung abzuholen, ehe er direkt nach Stärken gefragt wird, etwa in der Art:

»Niemand hat alles drauf. Jeder Mensch hat bestimmte Stärken, was er gut kann, auch bestimmte Schwächen, was ihm schwerfällt oder was er gar nicht kann. Wie ist das bei Ihnen?«

Klienten, die keine Ressourcen zu nennen vermögen, brauchen – neben Geduld und Zuwendung – noch niedrigschwelligere Fragen, die nicht auf vorhandene Ressourcen, sondern auf verschüttete oder entwicklungsfähige Potenziale zielen, etwa:

- *Gab es einmal Erlebnisse, in denen Sie sich gut verwirklichen und ausdrücken konnten?*

- *Gibt es Seiten Ihrer Sexualität, die zurzeit noch nicht sichtbar sind, die Sie gerne entwickeln möchten?*

(3) Die Selbst-Ernennung

Eine weitere anspruchsvolle Intervention bei der ressourcenorientierten Arbeit mit dem Liebhaber-/Geliebten-Profil ist die Selbst-Ernennung. Diese Intervention wirkt eher harmlos, kann aber eine sehr kraftvolle Wirkung entfalten.

Dabei achtet der Therapeut darauf, wieweit er hinter selbstabwertenden oder depressiven Selbstbeschreibungen einen Wunsch nach Selbstachtung und Anerkennung identifizieren kann. Hat der Therapeut eine einigermaßen sichere Hypothese über den latenten Wunsch, schlägt er dem Klienten ein »Experiment« vor. Es besteht darin, dass er dem Klienten einen Satz sagt und den Klienten bittet zu prüfen, ob dieser den Satz aussprechen kann und, wenn ja, wie er sich beim Aussprechen anfühlt bzw. wie es sich anfühlt, wenn er den Satz nicht aussprechen kann.

Harry (40) kommt auf Drängen seiner Frau in die Therapie. Anlass ist sein frühzeitiger Samenerguss, der offenbar seine Frau mehr stört als ihn selbst. Er beschreibt sich seinen eigenen Leidensdruck weniger durch das Symptom bedingt als durch die drängende Unzufriedenheit seiner Frau. Sie sieht sich nicht als Teil des Problems und weigert sich deshalb mitzukommen.

THERAPEUT Wir haben jetzt einiges besprochen und Sie haben auch ein, zwei praktische Übungen gemacht. Wie läuft es bisher für Sie?

HARRY Es geht so.

THERAPEUT Es geht Ihnen noch nicht besser?

HARRY Nein. Ich traue mich kaum, das meiner Frau zu sagen. Aber die ist ja eh skeptisch.

THERAPEUT Skeptisch?

HARRY ... ob ich's bringe.

THERAPEUT Was wollen Sie bringen?

HARRY Ich will halt normalen Sex haben.

THERAPEUT Wollen Sie das mehr oder Ihre Frau?

HARRY Beide. (nach einer kurzen Pause) Na eher meine Frau.

THERAPEUT Das heißt Ihre Frau bestimmt, was für Sie die richtige Sexualität ist?

HARRY Irgendwie schon. Ich will sie halt nicht enttäuschen.

THERAPEUT Ich habe den Eindruck, Sie nehmen Ihre Frau ernster als sich selber.

HARRY (schweigt. Nach einer Weile:) Was soll ich denn machen?

THERAPEUT Sie könnten damit anfangen, sich selber ernst zu nehmen.

HARRY Wie soll das gehen?

THERAPEUT Ich schlage Ihnen ein kleines Experiment vor. Ich erkläre es Ihnen zuerst, dann können Sie ja sehen, ob Sie sich darauf einlasssen wollen. Einverstanden?

HARRY Ja.

THERAPEUT Ich werde Ihnen gleich einen Satz sagen und bitte Sie zu prüfen und nachzuspüren, ob Sie den so sagen können oder ob er Ihnen nicht über die Lippen geht. Okay?

HARRY Okay.

THERAPEUT Antworten Sie nicht sofort, sondern lassen Sie sich Zeit für die Prüfung. Bereit?

HARRY (nickt)

THERAPEUT (nach einer kurzen Pause) Der Satz heißt (... kurze Pause ...) »Ich weiß selbst am besten, was sexuell für mich gut ist.«

HARRY (Spontan) Ojeoje, den krieg ich nicht hin!

THERAPEUT Was bremst?

HARRY Ich brems mich selber!

THERAPEUT Stimmt der Satz nicht?

HARRY Ne ...

THERAPEUT Nicht oder noch nicht?

HARRY Noch nicht klingt besser.

THERAPEUT Also warten Sie lieber noch ab?

HARRY Ich kann es ja mal versuchen. Wie heißt der Satz nochmal?

THERAPEUT »Ich weiß selbst am besten, was sexuell für mich gut ist.«

HARRY Ich weiß selbst am besten, was sexuell gut für mich ist.

THERAPEUT Und? Wie fühlt er sich an?

HARRY Noch nicht ganz rund. Aber die Richtung stimmt.

Dieses Vorgehen erfordert eine klare Hypothese, die einen kräftigen Selbst-Ernennungssatz begründen kann. Der »generische« Kern all dieser Hypothesen ist eine Bestätigung der männlichen oder weiblichen Selbstachtung des Klienten, die deutlich – aber nicht unrealistisch weit – vom aktuellen Selbstbild des Klienten abweicht. Das bedeutet für die Gesprächsführung ein starkes Leading des Therapeuten. Ein reines nachfragendes Pacing führt kaum zu einem Satz, der einen eindeutigen Anker außerhalb der Problemerzählung setzt.

Drei wichtige Aspekte zu der therapeutischen Ressourcenperspektive seien noch erwähnt:

1) Der Blick auf Ressourcen schließt den Blick auf Begrenzungen, Mängel und Defizite nicht aus. Er ordnet die Wahrnehmung aber im Sinne eines Figur-Grund-Verhältnisses anders. Letztere werden als Hintergrund wahrgenommen, ihnen gilt aber nicht die primäre Aufmerksamkeit. Diese gilt den Ressourcen, die sich dagegen kontrastieren und profilieren.
2) Ressourcenorientiert arbeiten heißt, nicht schönreden oder bagatellisieren.
3) Die Zwei-Schritte-Sequenz eignet sich auch hier: Der Klient wird (Schritt 1) bei seiner defizitorientierten Sicht, seiner Problemklage und seinem Leidensdruck abgeholt. Erst wenn diese Seite empathisch verstanden ist und der Klient den Eindruck haben kann, dass seine Not beim Therapeuten angekommen ist, wird der Übergang zu seinen Stärken und seinem Potenzial avisiert (Schritt 2).

4 Das Nein zum Sex

Eine überraschende Lesart zur Symptomatik der sexuellen Lustlosigkeit findet sich bei Peggy Kleinplatz, einer der innovativsten Figuren der gegenwärtigen Sexualtherapie. Sie nimmt einen anderen Blick ein, als er den vielfältigen Versuchen zugrunde liegt, die sexuelle Lust zu aktivieren. Sie folgt auch nicht den üblichen Empfehlungen, sich mit »realistischen« Erwartungen vor Enttäuschungen zu schützen und sich mit einer halbwegs passablen Sexualität zufriedenzugeben: Vielmehr votiert sie für »bessere« Ziele mit dem Tenor, man (und vor allem frau) solle sich nicht so schnell auf mittelmäßige Kompromisse einlassen. Nicht um Sex solle es gehen, sondern um »sex worth wanting« (Sex, der es wert ist, gewollt zu werden) (Kleinplatz 2012c).

Diese Orientierung ist mehr als eine harmlos freundliche Aufforderung, sich etwas Schönes zu wünschen. Vielmehr lenkt sie den Blick auf die eigene Autorenschaft selbstbestimmter Sexualität.

Therapeutisch eröffnet dieses Reframing ein ganz neues Verständnis der sexuellen Luststörungen, indem es nicht beim Ist-Wert der erlebten sexuellen Lust/Unlust ansetzt und die oft mühsame Spur verfolgt, den Lustmangel irgendwie zu beheben, sondern beim Sollwert des Ziels. Der therapeutische Fokus liegt damit zunächst bei der Frage, ob die Person möglicherweise deshalb keine Lust empfindet, weil sie nicht die für sie angemessenen Ziele gewählt hat. Die Luststörung wäre so gesehen kein fehlendes Erleben, sondern ein Hinweis auf falsche Ziele, die der Person nicht entsprechen. Der Blick auf den »sex worth wanting« gibt dann der sexuellen Lustlosigkeit eine völlig neue Bedeutung: nicht als Defizit von Lust angesichts »richtiger« oder »normaler« Ziele, die fremdbestimmt sein können, sondern als Ablehnung unpassend empfundener Ziele oder, positiv gewendet, als Kompetenz, aufmerksam auszuwählen und sich nicht auf solchen Sex einzulassen, der als unauthentisch, nicht als persönlich stimmig erlebt wird.

Ich will diese Perspektive, die Kleinplatz nicht weiter ausführt, aufgreifen.

Dazu muss ich allerdings eine Vorbemerkung machen. Die sexuelle Lustlosigkeit ist in den letzten Jahren extensiv als Problem von Frauen beschrieben, diagnostiziert und analysiert worden. Das liegt zum einen daran, dass sie bei Frauen weitaus häufiger vorkommt und die mit Abstand häufigste sexuelle Symptomatik von Frauen ist. Obwohl sie bei Männern zuzunehmen scheint, ist sie bei ihnen psychologisch so gut wie unerforscht.

Exkurs: Das männliche und das weibliche Nein

Angesichts der Schieflage in der empirischen Forschung zum sexuellen Begehren zugunsten der Frauen und der entsprechend dünnen Substanz zum männlichen Begehren stellt sich die Frage, ob die vorliegenden Ergebnisse einfach von Frauen auf Männer übertragbar sind.

Diese Frage wurde im Vorfeld der Neuauflage des DSM-5 kontrovers diskutiert (Brotto 2010). Trotz der weitgehenden Einigkeit darüber, dass die Unterschiede zwischen den Geschlechtern kleiner sind als innerhalb der Geschlechter, wurden die Störungen für Männer und Frauen schließlich unterschiedlich benannt. Die bereits im DSM-IV kreierte »Störung mit verminderter sexueller Appetenz (Hypoactive sexual desire disorder)« wurde für die Männer beibehalten. Sie ist zu definieren als »andauernd oder wiederholt fehlende sexuelle/erotische Gedanken oder Fantasien und fehlende Lust auf sexuelle Aktivität«.

Für die Frauen wurde die neue Kategorie »weibliche sexuelle Lust-/Erregungsstörung« (female sexual interest/arousal disorder), geschaffen. Sie ist definiert durch das »Fehlen oder signifikant verringertes sexuelles Interesse/Erregung über mindestens 6 Monate«. Dabei müssen drei von sechs Symptomen vorliegen[28]. Die Begründung nimmt Bezug auf das intensiv rezipierte Modell von Basson (2000). Dort wird die fehlende Motivation, sexuelle Auslösereize wahrzunehmen, um dann (sekundär) sexuelle Lust zu entwickeln, als das Frauentypische an dieser Störung gesehen.

Der Unterschied dieser sehr ähnlich klingenden Diagnosen erschließt sich nicht gleich: Gemeint ist hier die nur teilweise empi-

28 1. fehlendes/reduziertes Interesse an sexueller Aktivität, 2. fehlendes/reduziertes Interesse an sexuellen Gedanken oder Fantasien, 3. keine/reduzierte Initiative zu sexueller Aktivität: nicht ansprechbar auf sexuelle Initiative des Partners, 4. fehlende/reduzierte Erregung bei sexueller Aktivität in mindestens 75 % der sexuellen Begegnungen, 5. fehlende/reduzierte Erregung als Reaktion auf innere oder äußere Reize (schriftliche, verbale, optische), 6. fehlende/reduzierte genitale oder nichtgenitale Empfindungen bei sexueller Aktivität in mindestens 75 % der sexuellen Begegnungen.

risch belegte Differenz, wonach bei Männern im ungestörten Fall von einer intrinsischen sexuellen Motivation ausgegangen wird und deren Fehlen diagnostisch entscheidend ist. Bei Frauen dagegen wird zusätzlich eine reaktive Lust (z. B. auf die Initiative des Partners) oder erst während sexueller Aktivität entstehende Lust mit berücksichtigt.

Einfacher ausgedrückt muss eine Frau also mehr Facetten sexueller Lustlosigkeit zeigen als ein Mann, um die Chance einer Diagnose zu haben. Beim Mann reicht es für eine Diagnose, wenn er von sich aus kein dauerhaftes sexuelles Interesse zeigt.

Indirekt wird damit einem Mann, der sich passiv von einer Frau verführen lässt, kein Begehren zugesprochen. Einer Frau dagegen schon, wenn sie sich zunächst aus nichtsexuellen Gründen, etwa aus Zuneigung oder Wunsch nach körperlicher Berührung, auf eine sexuelle Begegnung einlässt und dann sekundär Lust verspürt.

Hier folgt offenbar die diagnostische Fachwelt dem gängigen Klischee, demzufolge Frauen kompliziert und Männer einfach seien.

Auch aus klinischer Sicht lassen sich mehr Ähnlichkeiten als Unterschiede erkennen. Gleichwohl sind ein paar Nuancen nicht zu übersehen.

Problemerzählung

Die Problemerzählungen sexueller Lustlosigkeit hören sich bei Frauen und Männern unterschiedlich an. Die explizite Klage eines Mangels an Begehren wird von Männern (als Hauptanliegen, nicht als Nebensymptom z. B. einer Depression oder als medikamentöse Nebenwirkung!) nur selten beschrieben. Das gilt auch für das bei Frauen dominante Problem des »wollen Wollens«, also die Hoffnung auf eine Lust, die nicht aktiv ist.

Vielmehr wird die Nein-Seite des ambivalenten Begehrens (wollen, aber nicht können)[29] von Männer meist funktionsbezogen ausgedrückt. Eine Erektionsstörung oder eine Ejaculatio praecox verhindert, was sie »eigentlich« wollen. Das mag für Männer schambesetzt sein. Aber eine Störung der Funktion wird im diagnostischen Gespräch eher konzediert als ein mangelndes Begehren, sofern es nicht im Rahmen einer alltagspsychologischen Begründung (zu viel Arbeit, Stress usw.) erklärt und damit marginalisiert wird.

---

29 Mehr zu dieser Ambivalenz s. Kapitel 6.

Eine in den letzten Jahren aufkommende Facette der männlichen Lustlosigkeit ist die fehlende Compliance einer medikamentösen Therapie mit einem PDE-5-Hemmer (»Viagra«). Sie kann zu vergleichbaren Konfliktsituationen führen.

Anton (51) kommt auf Drängen seiner Frau zu einem Beratungsgespräch. Er hatte – aus seiner Sicht wegen einer Erektionsstörung – sich sexuell zurückgezogen, weil »es ja doch nichts bringt«. Sein Urologe habe ihm Viagra verschrieben. Er habe es zweimal genommen und damit auch einmal Verkehr haben können. Danach habe er es nicht mehr versucht. Auf die Frage, warum nicht, wenn es doch wirke, meint er, die Frage stelle ihm seine Frau auch immer wieder. Er wisse es auch nicht. Dabei wirkt er spürbar genervt über seine Frau. Sie möchte aber nicht zu einem Paargespräch mitkommen. Schließlich habe sie kein Problem.

In zwei Folgegesprächen konzentriert sich der Therapeut auf die sexuelle Selbstbestimmung des Klienten und exploriert sie mit hypothetischen Fragen: Angenommen, Anton könnte sexuell tun, was er will, und müsste nicht Rücksicht auf seine Frau nehmen – was würde er dann tun? Er lässt sich nach anfänglichem Widerstand zögernd darauf ein. Im Ergebnis bleibt ihm aber die Vorstellung fremd, eine einigermaßen befriedigende Sexualität ohne eine Erektion und die Möglichkeit eines vaginalen, »richtigen« Geschlechtsverkehrs zu leben.

Geschlechtstypische Dynamik

Das Nein zum Sex hat bei Männern und Frauen psychologisch eine etwas andere Bedeutung. Das Nein einer Frau zur sexuellen Initiative ihres Partners mag auf der partnerschaftlichen Ebene konflikthaft sein. Es bedroht aber nicht die weibliche Selbstachtung. Eine Frau, die Nein zu einem sexuellen Angebot sagt, gefährdet damit nicht ihre weibliche Identität. Anders bei Männern: Für sie kann ein (unbegründetes) Nein als Bedrohung ihres Männlichkeitsbildes erlebt werden. Die kränkende Metapher des »Schlappschwanzes« hat bei Frauen keine Entsprechung. Die kulturelle Erwartung erlaubt einem gesunden, nicht mit andern Pflichten belasteten Mann eigentlich nur mit guten Gründen, zu einem sexuellen Angebot Nein zu sagen.

Ein solcher »guter« Grund kann eine Funktionsstörung sein. Männer können mit einer funktionellen Störung plausibler begründen, wenn sie eine sexuelle Begegnung vermeiden möchten: Dass sie nicht »können«, erlaubt ihnen, sich als Problem-Opfer zu zeigen, das zwar will, aber für seine Dysfunktion nichts kann. Wenn sie außerdem alternative Möglichkeiten zum vaginalen Geschlechtsverkehr ablehnen oder als unmännlich abwerten, ist die Logik der Verunmöglichung perfekt. Dann »geht nichts«.

Der sexuelle Kompromiss, sich bei zögerndem oder ganz fehlendem Interesse doch auf einen Gefälligkeits-Koitus einzulassen, stellt für Frauen zumindest physiologisch kein großes Problem dar. Für Männer, die weder Lust noch eine Erektion haben, dagegen schon. Die vielleicht nicht schöne, aber eben auch praktizierte Möglichkeit des Vortäuschens steht ihnen nicht zur Verfügung.

Das gibt auch dem »Nein« eine andere Färbung. Während in einem sorgfältig geführten diagnostischen Gespräch mit Frauen meist aus dem generalisierten »Nein« ein differenziertes »So nicht« herausgearbeitet werden kann, gelingt dies mit Männern so lange nur schwer, wie sie sich auf ein rigides Modell eines »richtigen« Geschlechtsverkehrs festgelegt haben.

Damit zurück zum »sex worth wanting«. Dieser Ansatz ist zunächst eine pfiffige Umdeutung und ein Aufruf, den eigenen Vorstellungen von Intimität und Emotionalität, von Ästhetik und Stil gerecht zu werden. Dieser Appell an Qualität bliebe freilich, für sich genommen, abstrakt und kraftlos. Stärke und Kontur kann er erst gewinnen, wenn er – mindestens – zwei Fragen beantwortet.

Die erste betrifft die Kriterien und die Autorenschaft von Qualität: Woran orientiert sich eine Frau, die selbst keine klaren Vorstellungen darüber hat, welche Art der Sexualität ihr entspricht? Diese Unklarheit oder der schwere Zugang zu Wünschen und Fantasien kann mit einer Ambivalenz gegenüber solchen Wünschen zu tun haben, die in der Mehrheitskultur keine Resonanz finden und negativ bewertet werden (Clement 2014b).

Auch die reflektiertesten Vorstellungen bewähren sich erst im Tun. Deshalb zielt die zweite Frage auf die »operative« Übersetzung in sexuelles Handeln: Was kann eine Frau tun, um mit einem Partner, der möglicherweise nicht übereinstimmende Vorstellungen hat, den Sex zu haben, den sie als authentisch erlebt?

Varianten des Nein

Das Nein zur Sexualität kann generell gemeint sein. »Ich habe einfach keine Lust mehr auf Sex«, kann bedeuten, dass die betreffende Frau auf nichts und niemand unter keinen Umständen Lust hat. Oft ist die Unlust bei einem genaueren zweiten Blick spezifischer. Dann geht es innerhalb des großen Spektrums erotischer Wünsche, Fantasien und Sehnsüchte bei der Lustlosigkeit um einen pointierten speziellen Aspekt, den die Frau betont, die sich selbst als sexuell lustlos erlebt und beschreibt. Zu welcher Vorstellung sexueller Lust sagt diese Frau »Nein«? Genauer gefragt: Sagt sie

- Nein zum Sex mit einem konkreten Partner?
- Nein zu der Vorstellung des Partners, was normal und angemessen sei?
- Nein zu einer bestimmten Art von Sex (Stellung, Praktik)?
- Nein zu bestimmten Voraussetzungen, überhaupt sexuell bereit zu sein?
- Nein zu einer bestimmten Situation, Sex zu haben?

Wozu genau sagt sie (verbal oder nonverbal) Nein?

Das Nein zur Lust und das Ja zur Lust sind nicht gleichwertig. Psychologisch setzt ein eindeutiges Ja die Fähigkeit voraus, im Nein klar zu sein. Erst dann hat das Ja einen Informationswert, ohne beliebig zu sein. Lust zu bejahen, ohne sie auch verweigern zu können, ist wertlos. Die Aussage »ich habe Lust« muss einen Unterschied (zur Unlust) machen. Oder personalisiert ausgedrückt: Eine Frau, die nie Nein sagt, kann keine profilierte persönliche Vorstellung von Lust haben. Die zentrale Kompetenz zur Autorenschaft der eigenen Lust erfordert also nicht nur die Unterscheidung zwischen Begehrtem und Abgelehntem, sondern außerdem die Urteilssicherheit im Nein.

Deshalb sind therapeutisch die genauen Fragen nach dem Nein (»Was mögen Sie nicht?«) ergiebiger als nach dem Ja (»Worauf haben Sie Lust?«). Zum einen sind sie näher am konkreten Erleben der sich als lustlos beschreibenden Frau, zum andern können sie eher als wertschätzendes Interesse erlebt werden, ohne dass ein verdeckter Appell mitverstanden werden muss, doch irgendeine lustfreundliche Seite zu zeigen.

Um die Fragerichtung nach dem spezifischen Nein zur Lust als Einstieg in eine kompetenzorientierte Perspektive zu nutzen, ist es entscheidend, dass der Interviewer den Akzent nicht auf das Nicht-Können legt, sondern auf das Nicht-Wollen, genauer gesagt auf das So-nicht-Wollen. Fragen transportieren Meta-Botschaften. Ein defizitärer Akzent wird gesetzt mit der Formulierung: »Wobei fehlt Ihnen die Lust?« oder »Was klappt nicht?«. Bei solchen Formulierungen schwingt als Meta-Botschaft ein »leider« mit, welches das Nein zur Lust als Mangel bewertet. Außerdem legen sie eine hilflose Haltung ohne Gestaltungsperspektive nahe. Ungewollt kann diese Fokussierung zu einer Problem-Opfer-Erzählung mit entsprechender Probleme-Trance führen.

Dagegen entfaltet eine Formulierung in der Logik des Nicht-Wollens eine ganz andere Kraft. »Was passt Ihnen nicht?« oder »Wogegen wehren Sie sich?« spricht die Klientin als kompetente Beurteilerin an, nicht als Person, die sich ihrer Unfähigkeit schämen muss. Vielmehr ermöglicht ihr die Meta-Botschaft dieser Formulierungen, das Nein als Stärke und als bewusste Lebensäußerung zu sehen, der sie sich interessiert zuwenden kann.

Erotische Barrieren als Übergangskompetenz

Wie äußert sich das »Nein« in einer konkreten Begegnung? Der einfache Fall ist ein einmaliges »Nein« zu Beginn einer möglichen sexuellen Sequenz. Vorausgesetzt, das »Nein« wird eindeutig empfunden und ausgedrückt und der Partner akzeptiert es, ist damit der erotische Ablauf beendet, ehe er angefangen hat.

Das »Nein« kann sich aber auch im späteren Ablauf des sexuellen Geschehens melden, während das Paar bereits körperlich zugange ist.

Das lässt sich gut illustrieren anhand eines Modells, das in einem anderen Anwendungsfeld entstanden ist, das aber einen schlüssigen Transfer zum Thema der Luststörungen erlaubt. Der Begründer der Hakomi-Methode, einer achtsamkeitsorientierten Körpertherapie, Ron Kurtz, beschreibt mit seinem »Sensitivity-Zirkel« einen Rückkopplungs-Kreislauf, der bei einem Prozess der inneren Wahrnehmung vier Stufen unterscheidet, die notwendig aufeinanderfolgen (Kurtz 1990). Ich übernehme das Modell sinngemäß, präzisiere aber die einzelnen Stufen etwas anders als im Original.

Einer ersten Stufe des Gewahrseins (awareness) (ich werde mir über ein Bedürfnis klar, z. B. ich habe Hunger) folgt – zweitens – die Initiative einer Aktion, in der das Bedürfnis in einen Handlungsimpuls umgesetzt wird (z. B.: ich kaufe eine Pizza). Im dritten Schritt wird die Wunschbefriedigung vollzogen (z. B.: ich esse die Pizza), um in einem vierten Schritt in ein stimmiges Gefühl der gesättigten Entspannung überzugehen (z. B.: ich bin wohlig satt). Die Gestalt des Zirkels ergibt sich, wenn man nach der letzten Stufe wieder in einen neuen Kreislauf einsteigt, beginnend mit der Stufe eins.

Vor jeder der vier Stufen gibt es potenzielle Barrieren, die den Prozess bremsen können. Diese wendet Kurtz auf Bewusstseins-Prozesse an. Vor Gewahrsein kann man sich schützen, indem man sich betrinkt oder Gefühle nicht wahrnimmt, weil sie zu bedrohlich sind. Handlungs-Initiativen kann man vermeiden, indem man Verantwortung ablehnt und sich nicht festlegt. Dem »Vollzug« des Wunsches kann man aus dem Weg gehen, indem man nicht nimmt, was man haben könnte. Und schließlich lässt sich die Entspannung nach der Befriedigung umgehen, indem man die Aktivität nicht loslässt und im überaktiven Modus bleibt. Tabelle 6 fasst das Konzept zusammen[30].

Stufe	**Barriere (Beispiel)**
Gewahrsein	• Sich zudröhnen • Gefühle nicht wahrnehmen • Dichtmachen
Handlungs-Initiative	• Keine Verantwortung übernehmen • Sich nicht festlegen
Handlungs-Vollzug	• Nicht nehmen, was man haben könnte
Entspannte Sättigung	• Nicht loslassen • Überaktiv sein

Tab. 6: Sensitivity-Zirkel: Stufen und Barrieren (nach Kurtz 1990)

30 Ich habe das Konzept an zwei Stellen modifiziert, an denen es begriffliche Unschärfen hat. Die erste betrifft die »action«, die dem Sinne nach besser als Handlungs-Initiative übersetzt wird. Die zweite Stelle ist die »satisfaction«. Der Begriff unterscheidet im Englischen nicht Handlung und Gefühl. Kurtz meint hier den befriedigenden Vollzug einer Handlung, weshalb ich diese Stufe besser als »Handlungs-Vollzug« übersetze. Er meint an dieser Stelle nicht (!) das befriedigte Gefühl als Ergebnis dieser Handlung. Letzteres beschreibt er als »relaxation completion« im vierten Schritt. Ich habe diesen mit »entspanntes Befriedigtsein« oder »entspannte Sättigung« ins Deutsche übersetzt.

Auch das Ja und das Nein zur Lust haben verschiedene Facetten, die sich in einer interessanten Analogie zum Sensitivitätszirkel nachzeichnen lassen: Übertragen auf eine sexuelle Sequenz lassen sich auch sexuelle Barrieren identifizieren (Tab. 7).

1. Barriere des Gewahrseins nicht wissen, ob man überhaupt Lust hat, und nicht sagen können, worauf man Lust hat und was genau man will *(Klienten-Narrativ: »Ich merke nie, ob ich Lust habe, und weiß auch nicht, was ich mir genau unter befriedigendem Sex vorstellen soll.«)*
2. Barriere der Handlungsinitiative keine Initiative ergreifen, um zu einer Wunscherfüllung zu kommen *(Klienten-Narrativ: »Ich traue mich nicht anzufangen und gehe auch nicht auf die Initiative meines Partners ein.«)*
3. Barriere des Handlungsvollzugs nicht nehmen, was man haben könnte *(Klienten-Narrativ: »Es wäre möglich, ich scheue mich aber, es zu tun.«)*
4. Barriere der entspannten Sättigung unbefriedigt bleiben *(Klienten-Narrativ: »Das hat wieder einmal nichts gebracht!«)*

Tab. 7: Sexuelle Barrieren

Kurtz analysiert noch in einer Defizit-Logik, in der die Barrieren als mächtige Spaßverhinderer imponieren. Wenn wir über diese Grenze hinausgehen und den Barrieren auch ein Potenzial als kompetente Verhaltensweisen zuschreiben, könnten wir sie im Ablauf einer sexuellen Sequenz bildlich als aufmerksam prüfende Türwächter vor der jeweils nächsten Stufe verstehen. Sie dienen dem Selbstschutz der Person, indem sie darauf achten, ob der jeweils nächste Schritt angemessen und passend erlebt wird oder nicht.

»Barrieren« könnte man dann als Maßnahmen zur Qualitäts-Sicherung und Authentizitäts-Prüfung interpretieren, die sexuelle Schritte im größeren Kontext der Selbstrealisierung und Selbstachtung bewerten. Sie geben der Sexualität erst ihre Tiefendimension, die mit »Lust« und »Spaß« nur ansatzweise beschrieben wird.

	Stufe	**Symptom**	**Barriere als Defizit**	**Barriere als Ressource**
1 Gewahrsein	unspezifische Erregungsbereitschaft	passive Lustlosigkeit	nicht wissen, ob man erregbar ist	Spiel mit der Mehrdeutigkeit
2 Handlungsinitiative	spezifisches Begehren (wen und was)	aktive Verweigerung	nicht sagen können, wen und was man will	bewusst Optionen offenlassen
3 Handlungsvollzug	sexuelle Handlung	sexuelle Funktionsstörungen	nicht nehmen können, was man haben könnte	bewusst verzichten
4 Entspannte Sättigung	satt sein; Loslassen	sexuelle Sucht	nicht aufhören können	aufhören können

Tab. 8: Sexuelle Barrieren als Defizit und als Ressource

Tabelle 8 fasst die Überlegungen zu den vier unterschiedlichen Facetten der Lust und der jeweiligen Barrieren zusammen. Sie ist – am Beispiel der ersten Stufe – folgendermaßen zu lesen: Das Gewahrsein drückt sich sexuell als unspezifische Erregungsbereitschaft aus. Ist diese gestört, zeigt sich das auf der Symptomebene als passive Lustlosigkeit. Mit einem ressourcenorientierten Blick lässt sich hier auch die mehrdeutige Offenheit erkennen, ob ich meinen körperlichen Aktivierungszustand überhaupt als sexuell identifiziere oder nicht.

Wenn man diesem Modell folgt, lassen sich vier Kompetenzen identifizieren, die allesamt ihre Kraft aus dem Nein beziehen:

1) das Nein zu einer Festlegung auf Sexuelles, das ein offenes Spiel mit Bedeutungen erlaubt
2) das Nein zu einer konkreten Situation und Person, das Wahlmöglichkeiten offenlässt
3) das Nein zum sexuellen »Vollzug«, das das kulturell dominante Skript von Geschlechtsverkehr und Orgasmus außer Kraft setzt und damit Freiheit für andere körperlich-sinnliche Varianten öffnet

4) das Aufhören und Aussteigen aus dem erotischen Strom, um wieder in den (nichtsexuellen) Alltag überzugehen.

Mit einer solchen Perspektive lässt sich das »Nein« als eine wichtige Kompetenz im sexuellen Geschehen identifizieren, das entgegen einem ersten Eindruck nicht Möglichkeiten einengt, sondern Optionen frei machen und Entscheidungen unterstützen kann und damit – und das ist hier der entscheidende Gedanke – als konstruktiver Antagonist zur sexuellen Erregung ins Spiel kommen kann.

Das Dual-Control-Modell: Das Nein als funktionale Hemmung

Dieser Gedanke spielt auch in einem Modell eine Rolle, das aus einer ganz anderen Quelle kommt, nämlich der empirisch orientierten Sexualwissenschaft: das Dual-Control-Modell von Bancroft und Janssen (2000). Sie haben ein Konzept vorgeschlagen, das sexuelle Störungen durch das Wechselspiel von zwei Komponenten zu erklären versucht: Erregung und Hemmung. Auch in diesem Ansatz wird der Hemmung eine wichtige Regulationsfunktion zugesprochen.

Die Autoren beziehen sich auf frühere Arbeiten von Barlow (1986), der – noch sehr in einem Performance-Modell der sexuellen Funktion – »aufgabenrelevante« Informationsverarbeitung sexueller Stimuli von »aufgabenirrelevanter« Verarbeitung unterscheidet. Mit aufgabenirrelevanter Verarbeitung meint er im Wesentlichen Ablenkung, also störende Gedanken, die die Konzentration und Aufmerksamkeit auf das sexuelle Geschehen beeinträchtigen.

Bancroft und Janssen (2000) fassen diese empirischen Ergebnisse so zusammen, dass für eine sexuelle Reaktion nicht nur ein positiver sexueller Stimulus anwesend, sondern außerdem störende Prozesse abwesend sein müssen. Allerdings halten sie den Ablenkungseffekt für keine ausreichende Erklärung, da er noch im Rahmen eines eindimensionalen Modells zu fassen wäre im Sinne einer einfachen Konkurrenz zwischen hinlenkenden und ablenkenden Reizen. Das Dual-Control-Modell postuliert über den störenden

Ablenkungseffekt hinaus einen unabhängigen aktiven Hemmungs-Mechanismus[31].

Dem Modell zufolge sind sowohl Erregung als auch Hemmung funktional. Die Autoren beziehen sich freilich fast ausschließlich auf biologische Aspekte der Hemmung. Während die biologische Funktion der Erregung offensichtlich sei (Fortpflanzung[32]), lasse sich für die Funktionalität der Hemmung geltend machen, dass sie die Refraktärphase reguliert, damit den fortpflanzungsrelevanten Stress (Werbe- und Paarungsverhalten, Rivalität) reduziert und Aufmerksamkeit für alle möglichen Arten von Bedrohung möglich macht.

Das antagonistische Prinzip des Dual-Control-Modells lässt sich als dramaturgisches Grundmuster aber viel weiter ausreizen, als es Bancroft und Janssen in ihrer Begrenzung auf biologische Funktionen nahelegen. Die formale Dynamik des Modells geht von einem Wechselspiel zwischen einer agonistischen und einer antagonistischen Bewegung aus, zwischen Ja und Nein. Die agonistische Bewegungsrichtung allein wäre ohne die regulierende Funktion der antagonistischen Richtung dysfunktional, ja sogar bedrohlich, wie sich leicht an dem simplen Beispiel von Gas geben und bremsen beim Autofahren plausibel machen lässt. Die antagonistische Bewegung wäre ihrerseits gegenstandslos, wenn sie nichts zu regulieren hätte.

Dieses Wechselspiel von Rückkopplungsprozessen, das sich sowohl auf einen homöostatischen Eigenwert einpendeln kann als auch zu qualitativen Sprüngen in neue Zustände in der Lage ist, funktioniert in allen Prozessen lebender Systeme. Auf die Sexualität bezogen lässt es sich sowohl in mikrosozialen Interaktionen wie der sexuellen Werbung und Annäherung oder des Koitus zeigen als auch in biografischen Abläufen der psychosexuellen Entwicklung und Differenzierung. Die Funktion der Hemmung ist in allen praktischen Erscheinungsformen der Sexualität (auch) als konstruktive Ressource zu erkennen.

---

31 Dabei werden zwei Dimensionen der Hemmung unterschieden: Hemmung aus Leistungs-Angst (z. B. Befürchtung von Erektionsstörungen) und Hemmung aus Angst vor den Konsequenzen sexueller Aktivität (z. B. Befürchtung, beim Sex belauscht zu werden) (Bancroft 2009, S. 15 f.; Graham, Sanders a. Milhausen 2006).

32 Die biologische Funktion ist kein individuelles Motiv. Was für die Gattung notwendig ist (Fortpflanzung), muss für das Individuum kein bewusstes Motiv sein. Menschen haben sich fortgepflanzt, ehe sie wussten, dass zwischen Sexualität und Reproduktion ein Zusammenhang besteht.

Von der Hemmung zum Nein: Automatismus oder Entscheidung

Das Dual-Control-Modell beschreibt die Hemmung als funktional, sieht sie aber, ähnlich wie ein Persönlichkeitsmerkmal, nicht als primär gestaltbar. Damit ist sie positiv bewertet, aber nicht in der Verfügbarkeit der jeweiligen handelnden Person. Bancroft (2009) unterstreicht, dass der Hemmungsprozess vor allem automatisch funktioniere und nicht bewusst oder absichtsvoll eingesetzt werde (S. 106). So wird die Hemmung zwar als adaptive Funktion konzipiert, die freilich unwillkürlich und unabhängig von bewussten Entscheidungen einer handelnden Person ist. Um sie als therapeutisch relevante Ressource zu verstehen, ist ein konzeptioneller Schritt erforderlich, den man – im systemischen Jargon – als Übergang vom »Hemmungs-Opfer« zum »Hemmungs-Täter« beschreiben könnte. Wird die Hemmung primär als unwillkürliche Funktion verstanden, ist das gewissermaßen ein Glücksfall, aber noch keine verfügbare Kompetenz. Von einer Handlungskompetenz lässt sich erst sprechen, wenn es entscheidbar ist, ob eine Handlung vollzogen oder unterlassen wird.

Das gilt maßgeblich für die sexuelle Lustlosigkeit und öffnet damit gleich eine therapeutische Perspektive. Der Entwicklungs-Schritt geht nicht gradlinig von der Lustlosigkeit zur Lust oder von der Hemmung zur Erregung. Vielmehr ist der Zwischenschritt entscheidend: Von der unbewussten Hemmung zum bewussten und spezifischen Nein, das eigenverantwortlich entschieden wird. Erst wenn das gesichert ist, kann sich in einem folgenden Schritt die Tür öffnen zu einem differenzierten Ja.

Hemmung als Ressource – Nein als Kompetenz

Bevor ich auf praktische therapeutische Konsequenzen zu sprechen komme, möchte ich für einen Moment das Spektrum öffnen, um an einigen Beispielen deutlich zu machen, welche konstruktive Bedeutung das Prinzip des Nein haben kann. Ich verlasse mit den folgenden Beispielen das begrenzte Thema der Lustlosigkeit: Die Beispiele sollen illustrieren, dass das Konzept des »Nein als Kompetenz« einen weitaus breiteren Anwendungsbereich hat und als allgemeines theoretisches Prinzip für das Verständnis sexuellen Verhaltens und Erlebens gelten kann.

Sättigung

Ohne ein Signal der Sättigung, das ein »genug« markiert, kann sexuelle Erregung gesundheitsbedrohend sein. Das zeigt sich am Beispiel der sexuellen Sucht[33]. Wer einem süchtigen Muster ausgesetzt ist, erreicht nicht das gesättigte Gefühl der Befriedigung, des Erfülltseins, auch nicht durch einen Orgasmus (oder zwei oder drei), sondern muss mit einem unerlösten Gefühl des Getriebenseins bis zum Überdruss oder zur körperlichen Erschöpfung weitermachen. In einer früheren Arbeit hatte ich vorgeschlagen, die sexuelle Sucht als Fantasiestörung zu verstehen, in der ständig ein Spannungsbogen geöffnet oder offengehalten wird, ohne dass er mit einem Gefühl der Befriedigung geschlossen werden kann (Clement 1997). Man könnte die sexuelle Sucht auch als Störung der Refraktärphase beschreiben. Während dieser Phase ist auch bei einfühlsamer Stimulation keine weitere Erregung möglich. Die erlösende Funktion der sexuellen Hemmung, einen Spannungsbogen abzuschließen, steht hier nicht zur Verfügung.

Aufmerksamkeit für lebensrelevante Aktivitäten

Ohne eine antagonistische Funktion, die die sexuelle Erregung ausschaltet und ihr ein »Schluss«-Signal entgegensetzt, wird der Organismus davon abgehalten, sich um sein Überleben zu kümmern – elementar physiologisch also um Nahrung –, weniger elementar um familiäre Aufgaben oder um Arbeit, Broterwerb, soziale oder kulturelle Pflichten, die im Prinzip eine aktive Hemmung sexueller Impulse voraussetzen[34].

Schutz vor Stress

Aus der Stress-Forschung ist bekannt, dass sexuelle Erregung blockiert ist, wenn die biologischen Reaktionsmuster auf Stress, Gefahr oder starke Belastung (Kampf, Flucht, Totstellen) aktiviert sind[35].

Die physiologische Unvereinbarkeit von parasympathikoton gesteuerter sexueller Erregung und sympathikotoner Stress-Reaktion

33 Der Begriff »sexuelle Sucht« ist diagnostisch strittig. Ich verwende ihn hier bewusst unkritisch, ohne auf nosologische Details einzugehen.

34 Das ist prinzipiell zu verstehen. Dem widerspricht nicht, dass im Einzelfall kulturelle oder arbeitsbezogene Aktivitäten direkt, indirekt oder sublimiert sexuell motiviert sein können.

35 Auch zu dieser Regel gibt es Ausnahmen wie Stress-Orgasmen (Komisaruk, Beyer-Flores a. Whipple 2007).

liegt übrigens dem krankheitstheoretischen Modell der klassischen Sexualtherapie von Masters und Johnson (1970) zugrunde, demzufolge Angst bei konkreter oder auch nur antizipierter sexueller Aktivität die sexuellen Funktionen (Erektion, Lubrikation, Erregung, Orgasmus) hemmt. Die Schutzfunktion der Hemmung ist hier offensichtlich, selbst wenn sie sich nicht auf reale Gefahren beschränkt. Der subjektiv erlebte Bedrohungsgrad durch Befürchtungen vor Beschämung, Scheitern, Gesichtsverlust ist psychodynamisch Grund genug, eine sexuelle Hemmung zu aktivieren. Dass diese ihrerseits wieder einen Preis hat, indem sie sexuelle Befriedigung und Bestätigung verhindert, erhöht zwar die Komplexität, mindert aber nicht die stabilisierende Funktion der Hemmung.

Psychosexuelle Entwicklung

Im Verlauf der psychosexuellen Entwicklung wird gelernt, zwischen nützlichen, die persönliche Entwicklung fördernden Handlungen und schädlichen Aktivitäten zu unterscheiden. So können etwa Ekel und aversive Impulse sinnvolle Reaktionen in unerfreulichen, z. B. missbräuchlichen Situationen sein. In einer unerwünschten oder übergriffigen Interaktion ist die Hemmung sexueller Erregung und die Aktivierung sexuellen Widerwillens und entsprechend defensiven Verhaltens ein sinnvoller Schutz der körperlichen, sozialen und psychischen Integrität. Das gilt ansatzweise auch für die Entwicklung der weiblichen/männlichen Geschlechtsidentität, paradigmatisch etwa bei dem psychoanalytischen Konzept der Disidentifikation (Greenson 1967), welches die aktive Verneinung weiblicher Impulse als maßgeblich für die Entwicklung einer männlichen Identität postuliert.

Differenzierung

Ein individuell ausgeformtes sexuelles Profil kann sich nur dann bilden, wenn neben sexuellen Vorlieben, Empfänglichkeiten und Erregungsbereitschaften auch ein Bewusstsein sexueller Abneigungen, Unempfänglichkeiten aktiv ist, ganz unabhängig davon, ob sich diese aktiv gehemmten Motive subkortikal entwickelt haben oder das Ergebnis werteorientierter Entscheidungen sind. Dabei sind diese Hemmungen nicht nur als rein kognitive Ablehnungen zu verstehen, sondern psychosomatisch als »embodied«, in den Körper eingeschriebene Verhaltensmuster, die teils unbewusst, teils aber durchaus bewusstseinsfähig sind.

Dramaturgie und Kontrastbildung

Anders als bei den genannten Funktionen, die eher langfristige Eigenschaften *(traits)* beschreiben, kann der Hemmungsmechanismus aber auch genutzt werden, um situative und kontextabhängige Zustände *(states)* zu beenden. So findet sich in der Dramaturgie einer erotischen Geschichte (z. B. einer Liebesgeschichte, eines Flirts, eines Dates) immer ein Wechsel von Elementen, die durch Erregung getrieben sind, und Elementen, die den sexuellen Ablauf infrage stellen, bremsen oder durch neue Hindernisse irritieren. Ohne diese hemmenden Elemente wären diese Geschichten trivial wie viele pornografische Filme, die nur auf das Ausagieren der Erregung angelegt sind und durch das Fehlen eines hemmenden Gegengewichts (z. B. eines Zögerns, eines Anflugs von Schüchternheit) dramaturgisch uninteressant sind.

Prozesssteuerung

Auch der Ablauf eines sexuellen Aktes beinhaltet Elemente der aktiven Hemmung. Am offensichtlichsten zeigt sich das in der Temposteuerung der beiden Partner, in der Verständigung darüber, wann der richtige Zeitpunkt für die genitale Vereinigung ist und wann der Akt zu Ende sein soll. Aber auch die Verständigung über Positionen, Techniken, Kontext oszilliert zwischen Erregungs- und Hemmungsimpulsen.

Nach diesem Exkurs zurück zum Thema der sexuellen Lustlosigkeit.

Therapie

Frauen mit Luststörungen unterscheiden sich von Frauen ohne diese Störung nicht dadurch, dass sie mehr oder ausgeprägtere sexuelle Hemmungen hätten. Wenn wir Hemmungen als Ressource verstehen, die einer Frau – jeder Frau! – zur Verfügung steht, liegt der Unterschied vielmehr in dem Ausmaß, in dem sie Zugang zu dieser Ressource hat und sie zur Wahrung ihrer sexuellen Integrität und Selbstachtung, aber auch zur Belebung ihres erotischen Handelns nutzen kann. Man könnte auch sagen: Die Leitunterscheidung liegt darin, ob sie sich als Gestalterin oder Opfer ihrer Hemmungen erlebt. Als Gestalterin hat sie einen gleich guten Zugang zu Go- und Stop-

Optionen. Als Opfer erlebt sie sich den Hemmungen ausgesetzt. Die gleiche Hemmung wird unterschiedlich erlebt und unterschiedlich kommuniziert.

Frau A und Frau B erleben beide ihren jeweiligen Partner als zu drängend und haben die Erfahrung gemacht, dass sie sexuell in die Defensive geraten und sich gebremst fühlen, wenn sie versuchen, sich seinem Tempo anzupassen.

Frau A beschreibt das so: »Ich fühle mich dann einfach nicht gut. Mir geht das zu schnell, ich komme nicht mit, werde nicht feucht und mache irgendwann dicht. Dann geht gar nichts mehr und wir sind beide enttäuscht. Deshalb habe ich in der letzten Zeit die Lust verloren.«

Die sexuelle Lustlosigkeit von Frau A ist so lange eine kompetente Reaktion, wie sie sich sexuell reaktiv definiert. In der inneren Logik, sich einem unangenehmen Drängen zu entziehen, kann man die Lustlosigkeit als Lösungsversuch interpretieren.

Frau B dagegen beschreibt: »Ich übernehme früh die Initiative, sodass er gar nicht erst das Gefühl zu haben braucht, er müsse mich überreden. Wenn er merkt, dass ich mitgehe, drängt er auch weniger. So kann ich ihn in meinen Rhythmus locken.«

Durch ihre eigene frühzeitige Aktivierung sorgt sie dafür, dass der Punkt der Hemmung gar nicht erst erreicht wird. Diese Kompetenz, also der gestaltende Zugang zu der Ressource Hemmung (und natürlich auch zu anderen Ressourcen), ist entwickelbar. Frau A kann sich die Kompetenz von Frau B aneignen. Therapie kann dafür wichtige Unterstützungen geben.

Welche therapeutische Begleitung braucht sie, um Gestalterin ihrer Hemmung zu werden? Wie kann sie das Gefühl überwinden, sich durch ihre Hemmungen als sexuell beeinträchtigt zu erleben?

Ich will dafür eine konzeptionelle Überlegung vorstellen und einige Interventionen ins Spiel bringen.

Zwei-Schritte-Konzept

Erst wenn die defensive Not, ungewollt einer sexuellen Hemmung ausgesetzt zu sein, vom Therapeuten verstanden und empathisch angenommen ist, kann die ressourcenorientierte Perspektive erfolgversprechend aufgemacht werden. Zu schnelle Lösungsorientierung, wie sie die Kurzzeittherapie favorisiert (z. B. de Shazer 1982), führt leicht zum Widerstand, weil das damit angebotene therapeutische Tempo als Drängen erlebt werden kann.

Die Klientin muss also das Gefühl haben, mit ihrem Leidensdruck, ihrer ratlosen und schwachen Seite angenommen zu sein. Erst auf dieser Basis ist sie frei, sich auf eine neue Perspektive einzulassen und das Potenzial zu entschlüsseln und auszuloten, das in der gehemmten Lust bereitliegt.

Dafür haben sich einige spezifische Interventionen bewährt.

Interventionen, die Lustlosigkeit als Problem fokussieren

Um die Klientin in ihrem Leidensdruck »abzuholen«, ihre Gefühle, Sichtweisen, Bewertungen zunächst so anzunehmen, wie sie sie ausdrückt, können Fragen hilfreich sein, die auf eine Differenzierung der als Problem erlebten Hemmung und Lustlosigkeit zielen:

- In welchen Situationen fühlen Sie sich sexuell gehemmt? (oder: ... mehr gehemmt, als Ihnen lieb ist?)
- Welche Seite Ihrer Sexualität möchten Sie ungern zeigen?
- Worauf genau haben Sie keine Lust?
- Was ist der typische Ablauf einer sexuellen Situation, in der Sie sich sexuell gehemmt fühlen oder Lustlosigkeit entwickeln?
- Wann fällt es Ihnen schwer, sich auf etwas einzulassen, das Sie eigentlich wollen?
- Wann fällt es Ihnen schwer, Nein zu sagen, obwohl Sie etwas nicht wollen?

Oft liegen die Antworten auf diese Fragen nicht bewusstseinsnah bereit und können deshalb nicht ohne Weiteres gegeben werden. Um dann nicht in einer verlegenen Reaktion des Verstummens oder einem achselzuckenden Weiß-ich-nicht hängenzubleiben, kann die Frage nach dem Interesse der Klientin als hilfreiche Brücke dienen: »Ist es für Sie interessant, das genauer anzusehen?«

Diese Frage nach dem Interesse ist nicht hoch genug einzuschätzen. Sie signalisiert zum einen die Wertschätzung des Therapeuten. Zum anderen lenkt sie den vermeidenden Blick hin auf eine zugewandte Analyse des Problems und entschärft damit den Bann einer Problemtrance. Zudem markiert sie einen Wechsel von einer eher schnellen Frage-Antwort-Sequenz zu einem langsameren Modus des Innehaltens und gründlichen Überlegens und Nachspürens.

Eine vertiefende Möglichkeit besteht in einer körperorientierten Fokussierung, wie sie z. B. im Hakomi praktiziert wird. Das Gefühl (hier also die Hemmung bzw. Lustlosigkeit) wird danach untersucht, wie und wo es körperlich empfunden wird. Das Vorgehen ist konsequent gegenwartsorientiert, auch wenn das untersuchte Gefühl durch vergangene Situationen ausgelöst wird oder an sie erinnert. Die Frage würde nicht lauten: »Wie ging es Ihnen, als Sie sich damals beschämt oder gehemmt fühlten?«, sondern: »Was fühlen Sie heute, wenn Sie über die damalige Situation sprechen? Wo genau im Körper spüren Sie dieses Gefühl? Wie fühlt es sich an (warm – kalt, stark – schwach, auf der Haut – unter der Haut usw.)?«

Dieses konsequent beschreibende Fragen, das nicht interpretiert, nicht bewertet und nicht erklärt, kann den Zugang zu »tieferen« existenzielleren Emotionen öffnen, die mit dem sexuellen Symptom verbunden sind, zu Einsamkeit, Trauer, Wertlosigkeitsgefühlen, mit denen dann therapeutisch weitergearbeitet werden kann.

Interventionen, die Lustlosigkeit als Kompetenz fokussieren

Wenn die Problemseite und die damit verbundenen Emotionen von der Klientin berichtet und vom Therapeuten verstanden und angenommen sind, – erst dann! – kann die kompetente Seite der Hemmung oder Lustlosigkeit in den Blick genommen werden. Diese Fragen zielen auf die »Täterschaft« der Hemmung, also darauf, wo sie aktiv eingesetzt werden kann, wo sie eine schützende oder stabilisierende Funktion hat.

Geeignete Fragen sind etwa:

- Wie können Sie Ihre Hemmung einsetzen, um sich zu schützen?
- Was ermöglichen Sie sich durch Ihre Lustlosigkeit?
- In welchen Situationen haben Sie es als stimmig erlebt, sexuell unansprechbar zu sein?

- Was ist Ihr persönlicher Stil, eine sexuelle Initiative Ihres Partners zurückzuweisen?
- In welchen Situationen erleben Sie es als hilfreich, sich sexuell lustlos oder gehemmt zeigen zu können?
- Wann erleben Sie sich als selbstbewusst, wenn Sie zu einer sexuellen Einladung »Nein« sagen können?

Wie die problemorientierten Fragen sind auch diese kompetenzorientierten Fragen deskriptiver Natur, interpretieren und erklären also möglichst wenig, sondern fokussieren in erster Linie auf das Wie, Was und Wann der Kompetenz.

Auch hier ist es durchaus möglich, dass die Klientin zunächst keine Antwort weiß oder ihr der Sinn der Frage nicht einleuchtet. Es ist dann Aufgabe des Therapeuten, sie ihr plausibel zu machen, etwa in der Art: »Ich habe schon verstanden, dass Sie Ihre sexuelle Unlust gerne loswerden möchten. Ich habe allerdings den Eindruck, dass sich darin auch eine Fähigkeit ausdrückt, kritisch zu prüfen, auf wen und auf was Sie sich sexuell einlassen wollen. Wollen Sie sich noch einmal genauer ansehen, wie Sie sie auch nutzen können?«

Wenn die Klientin sich auf diese Perspektive einlässt, kann es ihr besser gelingen, ihre Unlust oder Hemmung nicht nur als unabweisbaren Selbstanteil zu akzeptieren, sondern ihn zu »utilisieren«.

Eine Methode, die erlaubt, ein erstes Gespür dafür zu bekommen, wie sich aus einer zunächst problematisch erlebten Bewertung eine Stärke ableiten lässt, ist die Selbst-Ernennung. Bei dieser Methode greift der Therapeut eine Tendenz der Klientin auf, die sie vielleicht nur zögernd zu erkennen gibt, und formuliert diese prägnanter. Er schlägt dann der Klientin vor zu prüfen, ob sie diesen Verstärkungssatz aussprechen kann und wie er sich beim Aussprechen anfühlt bzw. wie es sich anfühlt, dass er nicht ausgesprochen werden kann.

Ein Beispiel aus einer Paartherapie. Evelyn erlebt sich als sexuell lustlos und frustriert, sieht sich nicht in der Lage, Martins ausgeprägten sexuellen und Nähewünschen entgegenzukommen. Sie äußert ihre Veränderungswünsche ambivalent. »Ich möchte schon wieder Lust auf ihn haben, aber nicht so, wie er sich das vorstellt.« Die Frage, wie sie sich Sex nach ihren eigenen Maßstäben vorstellt, kann sie in den ersten Therapiestunden noch nicht beantworten. Sie weiß nur, was sie nicht will. Das greife ich auf.

Ich schlage ihr »ein Experiment« vor. Nachdem ich ihr das Vorgehen beschrieben habe und sie einverstanden ist, erläutere ich genauer:

»Ich werde gleich einen Satz sagen und möchte Sie bitten zu prüfen, wie er sich anfühlt und ob Sie ihn aussprechen können. Sprechen Sie ihn nicht sofort nach, sondern lassen Sie sich dafür Zeit. Wenn er Ihnen passend vorkommt, sprechen Sie ihn aus. Wenn Sie ihn nicht glaubhaft über die Lippen kriegen, dann erzwingen Sie das nicht. O.k.!?«

Sie nickt und ich formuliere nach einer kurzen Pause: »Der Satz lautet: ›Ich habe ein gutes Gespür dafür, was mir sexuell entspricht und was nicht.«

Sie überlegt nur kurz und spricht den Satz klar und ohne Zögern aus. »Der fühlt sich gut an. Viel besser als das, was ich selbst formuliert hätte. Ich hätte das nur mit schlechtem Gewissen meinem Mann gegenüber gesagt.«

Im weiteren Verlauf der Therapie fühlt sich Evelyn sicherer und vor allem ohne Schuldgefühle, wenn sie nicht sofort auf Martins Initiativen eingeht, auch wenn diese mittlerweile einen gekränkten und dadurch erotisch wenig attraktiven Unterton haben. Sie bringt es auf den Satz: »Der Normalfall ist, dass ich nicht sexuell erregt bin. Und das ist mein gutes Recht. Aber ich bin offen für Ausnahmen.«

Damit macht Evelyn einen entscheidenden Schritt, den vom absoluten Nein zum bedingten Ja. Von dem defensiv motivierten Nein, das nicht nur ihren Partner, sondern auch sie selbst unfrei gemacht hat, wird sie mit der neu entwickelten Wahlmöglichkeit, unter bestimmten Bedingungen Ja zu sagen, kompetente Autorin der eigenen Lust.

5 Innen und außen: Bedeutungen und Handeln

Ein, wenn nicht *das* Kerngeschäft jeder Psychotherapie ist der Umgang mit den Bedeutungen, die Klienten ihren Erlebnissen und Verhaltensweisen zuschreiben. Gelungene Psychotherapien gehen immer mit einer Umdeutung und Neuinterpretation relevanter Lebensereignisse und des eigenen Verhaltens einher. Das gilt auch für die Sexualtherapie. Hier betrifft es zentral die Beziehung zwischen inneren und äußeren Prozessen, also Bedeutungsgebungen und Gefühlen auf der einen Seite, dem konkreten sexuellen Handeln auf der andern. Was eine Person sich vorstellt und wünscht, welche Ideen sie über sexuelle Normalität, über Mannsein und Frausein hat, einerseits, und was sie wie in die sexuelle Tat umsetzt, andererseits – wie sich dieses Verhältnis darstellt und gestaltet, ist entscheidend dafür, wie sehr diese Person mit ihrem Sexualleben im Reinen ist, wie unzufrieden sie damit ist und – im Falle einer guten Übereinstimmung – wie authentisch sie sich fühlt.

Dafür lassen sich drei Punkte genauer betrachten:

1) wie sexuelles Verhalten durch Skripte organisiert ist
2) wie eng sexuelles Verhalten mit Bedeutungsgebungen verbunden ist
3) wie sich Veränderungen auf der Handlungsebene (Assimilation) und auf der Bedeutungsebene (Akkommodation) gestalten lassen

Sexuelle Skripte

Theoretisch wie therapeutisch sind sexuelle Handlungen nicht als isolierte Verhaltensweisen (z. B. an den Penis fassen, die Brust berühren) interessant, sondern in ihrer komplexeren Organisation als Handlungsfolgen. Diese Folgen sind durch Skripte organisiert. Skripte sind Muster, mit denen die Abfolge einzelner Handlungen in einen sinnvollen Zusammenhang gebracht werden kann. In einem bestimmten Kontext liegen prototypische Handlungssequenzen bereit, auf die sich die Akteure beziehen können, weil sie wissen, welches Verhalten naheliegt.

Schank und Abelson (1977) illustrieren das am Beispiel des Restaurant-Skripts. Der Gast kommt und wählt sich einen Platz. Der Kellner bringt die Speisekarte, fragt zunächst nach Getränken, dann nach dem Essen. Der Gast bestellt, der Kellner serviert, der Gast isst und trinkt, verlangt schließlich die Rechnung, bezahlt und geht. Diese Abfolge kann leicht variieren (z. B. wird in manchen Lokalen dem Gast vom Kellner ein Platz zugewiesen; in einem Restaurant ist die Folge Vorspeise, Hauptgang, Nachspeise, in einer Pizzeria oder Gastwirtschaft gibt es üblicherweise keine Vor- und Nachspeise usw.). Aber auch dann ermöglicht das Skript den beteiligten Akteuren Verhaltenssicherheit.[36] Sie wissen, was sie selbst und ihr Gegenüber zu tun haben, ohne dies Schritt für Schritt verhandeln zu müssen.

Skripte sind nicht deterministisch festgelegt, sondern können improvisiert werden. Damit ermöglichen sie es, Lücken zu überbrücken. So kann beispielsweise, wenn der Gast nicht die Rechnung verlangt, der Kellner diese Lücke im Ablauf dadurch überbrücken, dass er fragt, ob der Gast noch ein weiteres Dessert oder einen Kaffee möchte, und damit indirekt darauf hinweisen, dass er den nächsten Schritt des Skripts erwartet.

Bei sexuellen Abläufen sind ebenfalls Skripte wirksam. Die einzelnen Verhaltensweisen (sexuelle Initiative, Erregung, Berührung, Koitus) folgen erwartbaren Sequenzen (z. B.: nichtgenitale Berührung geht dem intensiven Küssen voraus; Küssen geht genitaler Berührung voraus usw.).[37]

Abläufe, die auf den ersten Blick »natürlich« wirken, können kulturell etablierte Skripte sein. Das beste Beispiel ist der sexuelle Reaktionsablauf, den Masters und Johnson (1966) mit den vier Phasen Erregung – Plateauphase – Orgasmus – Refraktärphase beschreiben. Eine Kritik an diesem Modell läuft darauf hinaus, dass es nicht, wie von den Autoren gemeint, rein deskriptiv eine physiologische Gesetzmäßigkeit beschreibt, sondern auch präskriptiv gelesen werden

---

36 Skript-Differenzen können bei Begegnungen mit anderen Kulturen zu heftigen Irritationen führen. Im Zuge der dramatischen Migrationsbewegungen prallen auch unterschiedliche Vorstellungen über angemessenes männliches und weibliches Verhalten aufeinander. Hier lauert ein großes Kränkungs- und Aggressionspotenzial, das auch die Sexualtherapie vor völlig neue Aufgaben stellen wird.

37 Auch hier gibt es kontextabhängige Varianten. Gagnon (mündliche Mitteilung) erwähnt das Beispiel, dass sich Partner in langjährigen Beziehungen meist ausziehen, ehe sie sich intensiver sexuell stimulieren. Dagegen ist bei Partnern in erstmaligen sexuellen Begegnungen die umgekehrte Reihenfolge wahrscheinlich: Sie stimulieren sich meist, ehe sie sich ausziehen.

kann, also als kulturelles Skript, als Vorschrift, wie sexuelles Verhalten ablaufen solle, die damit auch Wahlmöglichkeiten reduziert. So ist etwa die Sequenz Plateauphase – Orgasmusphase nicht »Natur«, sondern eine kulturelle Setzung, derzufolge die Plateauphase nicht zu kurz und nicht zu lange dauern solle und dass ihr ein Orgasmus folgen solle.

In einer einflussreichen Arbeit hat Basson (2000) dem linearen Erregungs-Skript ein alternatives »zyklisches« Modell gegenübergestellt, das Rückkopplungen mitberücksichtigt und das sie als charakteristisch für den weiblichen Begehrensablauf postuliert. Es geht davon aus, dass für viele Frauen sexuelles Begehren nicht Voraussetzung für eine sexuelle Interaktion sein muss, sondern auch während der Interaktion entstehen kann. Basson beschreibt, dass sich Frauen zu Beginn der sexuellen Interaktion oft eher sexuell »neutral« fühlen und sich auf eine Begegnung aus nichtsexuellen Motiven (z. B. nah sein, sich vom Partner bestätigt fühlen) einlassen. Solche Motive erhöhen die Empfänglichkeit für sexuelle Stimuli. Die körperliche Erregung (Lubrikation) stellt sich erst später ein. Je nachdem, wie die körperliche Erregung emotional bewertet wird, ob sie beispielsweise im Einklang mit Intimitätsbedürfnissen erlebt wird (oder nicht), stellt sich bewusstes Begehren ein (oder nicht). Damit schließt sich die Rückkopplungsschleife: Dieses sekundär entstandene Begehren wiederum bestätigt und verstärkt die sexuelle Bereitschaft und diese die objektive Erregung.

Die beiden Modelle (Masters u. Johnson vs. Basson) lassen sich hypothetisch und vereinfacht auch als Modelle für männliche und weibliche Skripte lesen: Danach tendieren Männer zu einem linear festgelegten Skript (»Wer A sagt, muss auch B sagen«), Frauen dagegen zu einem verlaufsabhängigen Skript (»Wer A sagt, sagt eventuell B oder C oder keines von beiden«).

Diese geschlechtsabhängigen Skripte können zu Missverständnissen und auch zu handfesten Konflikten führen. Der in US-amerikanischen Universitäten ausgiebig thematisierte »date rape« ist dafür ein Beispiel.

Zwei Studierende sind verabredet und gehen zusammen aus. Die junge Frau lädt den Kommilitonen am Ende des Abends noch auf eine abschließende Tasse Kaffee zu sich ein. In seinem männlichen Skript wird mit dieser Einladung eine sexuelle Bereitschaft signalisiert. Er wird also initiativ, versteht ihr Sträuben (nachdem sie seinem Skript-Verständnis nach zuvor eingewilligt hat) als Spiel und lässt sich nicht abbringen, sexuell zudringlich zu werden und womöglich sexuelle Handlungen zu erzwingen. Im Verständnis der Frau dagegen war die Einladung offen und ohne sexuelles Versprechen. Den jeweiligen Skripten entsprechend fühlte sich der Mann verschaukelt, die Frau vergewaltigt.

Ohne auf die moralische Seite dieser Abläufe einzugehen, geht es zunächst um das Konfliktpotenzial solcher skriptabhängiger Missverständnisse. Sie spielen in der Sexualtherapie eine große Rolle, hier seltener in der Form sexueller Übergriffe als im asynchronen Prozess sexueller Enttäuschungen und ihrer Verfestigung zu sexuellen Symptomen.

Beispielsweise könnte man den Leidensdruck, den Männer mit einer frühzeitigen Ejakulation erleben, skriptlogisch so lesen: Sie folgen einem Skript, das es ihnen nicht erlaubt, den Orgasmus zu genießen, sie sind – im systemischen Jargon ausgedrückt – Skript-Opfer. Sie erleben sich festgelegt auf die Handlungssequenz, derzufolge der Orgasmus des Mannes nicht vor dem der Frau stattfinden solle oder zumindest erst nach einer längeren Dauer der Plateauphase. Solange sie dieses Skript als selbstverständlich gültig akzeptieren (z. B. mit der Begründung, dass es »normal« oder »natürlich« sei), müssen sie ihr Verhalten als Scheitern bewerten.

Ein kreatives Beispiel eines Auswegs aus der kognitiven Gefangenschaft eines Skripts beschreibt der Sexualtherapeut Ian Kerner an seinem eigenen Fall. Nachdem er lange selbst an frühzeitiger Ejakulation litt, entwickelte er seine Cunnilingus-Kompetenzen, mit denen er dann das sexuelle Geschehen von seinem Symptom unbeeinträchtigt erleben konnte. Unter der Überschrift »She comes first« plädiert er zudem für ein Skript, dem zufolge die (orale) Befriedigung dem Koitus vorausgehen solle, was beide Partner von dem Erwartungsdruck einer frühzeitigen Ejakulation entlaste (Kerner 2004).

Die Skripte haben ein doppeltes Gesicht. Sie geben auf der einen Seite Handlungssicherheit, was in mehrdeutigen Situationen hilfreich ist (Skript als Ressource). Auf der anderen Seite können sie als unbewegliche Muster festgeschrieben sein und damit die Handlungsoptionen eher einengen als erweitern (Skript als Defizit). Das ist insbesondere dann der Fall, wenn das Skript als unausweichlich erlebt wird, sodass die eigenen Handlungen nicht mehr als wählbar erscheinen.

Sexuelles Verhalten und sexuelle Bedeutungen

Die Verbindung von innen (Bedeutungen, Gefühle, Bewertungen) und außen (sexuelles Handeln), wie sie ein Skript nahelegt, kann sehr eng und damit eindeutig oder lose und damit mehrdeutig gekoppelt sein.

Feste Kopplung von innen und außen

Bedeutung und Handeln können eng verbunden sein und einander weitgehend entsprechen. In diesem Fall ist die Person im »Flow« mit ihrem Skript. Sie handelt ihrem Begehren, ihren Wünschen entsprechend und begehrt ihrem Handeln entsprechend. Das eine passt zum andern. Es gibt keinen Konflikt, kein Geheimnis, kein Rätsel. Äußeres Handeln ist der sichtbare Hinweis auf das entsprechende innere Begehren. In diesen Fällen wird die eindeutige Assoziation als stimmig erlebt und kann als Voraussetzung für sexuelle Zufriedenheit und Authentizität gelten.

Eine enge Kopplung kann aber auch als Problem erlebt werden. Das ist dann der Fall, wenn der innere Prozess des Begehrens nicht in die gewünschte Handlung umgesetzt werden kann.

Hans möchte mit Elsa sexuellen Verkehr haben, kann das aber wegen seiner frühzeitigen Ejakulation nicht so vollziehen, wie er möchte. Eine Alternative sieht er nicht: entweder so, wie er es für normal hält – oder eben nicht. In diesem Fall würde es Hans nicht als stimmig erleben, sich auf eine andere Handlung oder eine andere Person einzulassen. Er ist also in der Eindeutigkeit seiner Assoziation gefangen – entweder so oder gar nicht. Genau dieser Sex mit genau dieser Person oder keiner.

Lose Kopplung von innen und außen

Begehren und Handeln können mehrdeutig verbunden sein. Beide haben eine lose Verbindung miteinander, die aber nicht zwingend ist. Die Verbindung kann äquikausal oder äquifinal sein:

- *Äquikausal, vom Begehren zum Handeln:* Dasselbe Begehren kann zu verschiedenen Handlungen führen.

Erik begehrt Dominique. Daraus kann folgen, dass er Sex mit ihr hat, dass er mit ihr diskutiert, dass er Sex mit Christiane hat, weil er bei Dominique nicht landet, dass er masturbiert und dabei an Dominique denkt, dass er ein Bild für Dominique malt usw.

- *Äquifinal, vom Handeln zum Begehren*: Ein bestimmtes sexuelles Handeln kann aus ganz anderen Gründen realisiert werden.

Erik hat Sex mit Dominique. Das kann damit zu tun haben, dass er Dominique begehrt, dass er Christiane begehrt, die aber nicht bereit ist, dass er Dominique einen Gefallen tun will, dass er sich an ihr rächen will, dass Dominique ihn dafür bezahlt hat usw.

Auch die Mehrdeutigkeit hat beide Facetten: Sie kann eine Ressource sein, indem sie Flexibilität im Umgang mit den eigenen Wünschen ermöglicht, mehr Handlungs-Optionen eröffnet und damit Wege aus den erlebten Sackgassen anbietet, die im Fall einer eindeutigen Assoziation ausgeschlossen sind.

Eine mehrdeutige Assoziation kann aber auch ein Problem darstellen, sowohl für den uneindeutigen Partner selbst als auch für sein Gegenüber. Im Fallbeispiel also nicht nur für Dominique, die den Eindruck hat, Erik begehre nicht sie, sondern eigentlich Christiane, die er aber nicht haben kann. Oder wenn Dominique nur dann mit Erik Sex haben möchte, wenn er ihr seine Zuneigung ausdrücken möchte, nicht aber, wenn er lediglich Ablenkung sucht. Die mehrdeutige Assoziation hat also nicht nur den Vorteil der Flexibilität, sondern auch den Nachteil der Uneindeutigkeit, die dann als Problem empfunden wird, wenn von einem Partner Eindeutigkeit erwartet wird.

Tabelle 9 fasst die Vorteile und Nachteile, also die Problem- und Lösungsaspekte der beiden Assoziationen, zusammen.

	Nachteil	Vorteil
feste Kopplung	eindeutiges Misslingen; Sackgasse; Leidensdruck »Opfer-Skript«	Stimmigkeit; Authentizität »Ressourcen-Skript«
lose Kopplung	nicht wissen, was gilt; Beliebigkeit; »Defizit-Skript«	Flexibilität; Wahlmöglichkeit »Täter-Skript«

Tab. 9: Vorteile und Nachteile der festen vs. losen Kopplung von sexuellem Begehren und sexuellem Handeln

Es lassen sich also vier Perspektiven unterscheiden:

Opfer-Skript: Die Person scheitert an ihrem Verhalten, weil sie sich einem Skript unterordnet, das sie als stark und unbeweglich erlebt.

Ressourcen-Skript: Die Person nutzt ihr Skript, das sie nicht infrage stellt und das ihr Orientierung und Verhaltenssicherheit gibt.

Defizit-Skript: Die Person ist verhaltensunsicher und hat mangels klarem Skript keine Orientierung, was sie will.

Täter-Skript: Die Person erlebt sich als Gestalterin ihres Skripts (oder mehrerer Skripte), das sie selbst in Einklang mit ihrem Begehren bringen kann.

Die Skripte können sich inhaltlich ändern, ebenso können sie sich lebensphasen-, partner- und situationsabhängig entwickeln.

Veränderung von Skripten: Assimilation und Akkommodation

Die Eindeutigkeit bzw. Mehrdeutigkeit sexueller Bedeutungen beschreibt die Innenperspektive des Geschehens. Von großer therapeutischer Bedeutung ist nun die Frage, wie sich bei Veränderungs- und Entwicklungsprozessen die Innenseite der Bedeutungen und die Außenseite des konkreten Verhaltens zueinander verhalten. Das lässt sich mit einem Konzept näher analysieren, das in einem ganz anderen theoretischen Kontext entstanden ist, nämlich der kindlichen Kognitionsentwicklung, wie sie Piaget (1970) analysiert hat. Er unterscheidet zwei Formen der Anpassung von Innenwelt und Umwelt: die Assimilation und die Akkommodation.

Die **Assimilation** beschreibt die Anpassung der Umwelt an die kognitiven und Handlungsschemata *(z. B. wird der Stock dem Schlag-Schema oder dem Spaziergeh-Schema angepasst)*. In diesem Fall wird die Umwelt als »weich« konzipiert (der Stock ist in seiner Bedeutung nicht festgelegt), das kognitive Schema als »hart« (jemand ist fest entschlossen zu schlagen – oder spazieren zu gehen). Im Sinne der Unterscheidung eindeutig – mehrdeutig wäre der Stock hier als mehrdeutig, das kognitive Schema als eindeutig zu bezeichnen.

Die **Akkommodation** dagegen beschreibt die Anpassung der kognitiven und Handlungs-Schemata an die Umwelt *(z. B. beim Säugling: der Mund passt sich dem Schnuller oder der Brust an)*. Das »weiche« Handlungsschema (das je nach Saugobjekt flexible Saugschema des Mundes) passt sich der »harten« (gemeint: unbeweglichen[38]) Umwelt *(Schnuller)* an. Umgekehrt wäre hier das Saugschema mehrdeutig, der Schnuller eindeutig.

Man könnte auch sagen, dass die Assimilation die Anpassung des äußeren Ist-Wertes an einen inneren Sollwert ist, die Akkommodation ist umgekehrt die Anpassung des Sollwertes an einen Istwert.

Solche Anpassungsvorgänge spielen auch in der Sexualität im Allgemeinen und in der Sexualtherapie im Speziellen eine Rolle. Um das Modell dafür nutzen zu können, müssen wir allerdings eine etwas andere Unterscheidungslinie einführen als Piaget, der das Innen-außen-Verhältnis von Kognitionen und Umwelt vor Augen hat. Für die Frage des Verhältnisses von sexuellem Handeln und sexuellen Bedeutungsgebungen interessiert hier etwas anderes: Wenn das real körperlich vollzogene sexuelle Handeln (der Istwert) stark von dem Begehren, der gewünschten Sexualität (dem Sollwert), abweicht – wird dann der Istwert oder der Sollwert geändert? Passt sich das Handeln dem Denken (Assimilation) oder das Denken dem Handeln (Akkommodation) an?

Gabi beschreibt ihre Orgasmusstörung so: »Ich kann einfach keinen Orgasmus beim Verkehr haben. Andere Frauen können das. Ich weiß nicht, warum das bei mir nicht auch gehen sollte. Ich kann mich selbst zum Höhepunkt bringen. Aber beim Verkehr klappt es nicht.«

---

38 Das Beispiel wirkt ulkig, wenn ein real weicher Schnuller als »hart« bezeichnet wird. »Hart« meint hier aber funktionell unbeweglich, rigide.

Sie hat, mit anderen Worten, ihrem Symptom bisher keine Bedeutung geben können, mit der sie versöhnt leben kann. Diese unaufgelöste Spannung erzeugt ihren Leidensdruck. Um die handelnde und bedeutungsgebende Ebene zu synchronisieren, aneinander »anzupassen«, kann sie zwei Wege gehen, den der Assimilation und den der Akkommodation.

Assimilation: Gabis sexuelles Symptom wird als »weich« (mehrdeutig), also veränderbar definiert, indem es an ihr kognitives Schema angepasst wird. Das kognitive Kriterium (unbedingt einen Orgasmus beim Verkehr zu haben) wird »hart« (eindeutig) definiert: Es muss so sein, keine Diskussion. Die therapeutische Konsequenz, sofern man diese Anpassungsrichtung akzeptiert, legt eine gezielt symptomorientierte Behandlung nahe: Plausible Interventionen sind hier etwa Masturbationsübungen, Körperselbsterfahrungsübungen usw.[39]

Akkommodation: Gabis kognitives Schema, also die Soll-Vorstellung, wie der Orgasmus entsteht, wird als »weich«, also diskutabel und veränderungsbereit verstanden. Es passt sich dem »harten« sexuellen Verhaltensmuster (Geschlechtsverkehr mit Orgasmusstörung) an. Es wird akzeptiert und umgedeutet, z. B. als individuelles Orgasmus-Muster, und als Norm-Variante entpathologisiert: So ist es, ich mache das Beste draus.

Um die Praxisrelevanz deutlich zu machen, müssen die metaphorischen Begriffe »weich« und »hart« klinisch nachvollziehbar übersetzt werden. Ein kognitives Schema einer Person lässt sich als »hart« bezeichnen, wenn sie zwischen Landkarte und Landschaft nicht unterscheidet, also ihre Sichtweise mit der Realität verwechselt (»es ist wirklich so«), auf der bewertenden (Soll-)Ebene nichts anderes als konventionelle Normalitätskriterien akzeptiert und alternative Perspektiven nicht zulässt, indem sie sie bagatellisiert, abwertet oder gar nicht nachvollziehen kann. Im Beispiel von Gabi könnte das sich derart zeigen, dass sie auf ihrer Vorstellung beharrt und sich durch jegliche Hinweise, die die Bedeutung des Orgasmus beim Verkehr relativieren, unverstanden fühlt.

Ein sexuelles Symptom lässt sich als »hart« bezeichnen, wenn es chronifiziert ist, wenig situations- und kontextabhängig scheint und sich bisher als veränderungsresistent gezeigt hat.

39 Detailliert werden solche Interventionen in verschiedenen Beiträgen von Eck (2016) beschrieben.

Assimilation und Akkommodation schließen sich nicht aus: In einer konventionellen therapeutischen Entscheidungslogik versucht man in der Regel zunächst Lösungen erster Ordnung, also die Symptomatik zu ändern, d. h. seinen Vorstellungen anzupassen. Wenn die Assimilation erfolglos geblieben ist, bietet sich die Akkommodation als zweite Wahl an. Lebensnäher ausgedrückt: Wenn ich ein Symptom nicht ändern kann, muss ich lernen, damit zu leben.

In der praktischen Anwendung stellen sich freilich Fragen, die dieses Umschalten vom einen Modus in den anderen nicht so einfach machen:

- Wie erkenne ich, ob eine Assimilation erfolglos ist?
- Um nicht zu früh aufzugeben: Wie viel Geduld und Beharrlichkeit auf der Ebene 1. Ordnung ist sinnvoll, ehe ich die Assimilation für ergebnislos halte?
- Um nicht zu spät aufzugeben: Steht die Lösung 2. Ordnung immer zur Verfügung oder kann ich sie verpassen, wenn ich allzu lange Lösungen 1. Ordnung suche?
- Ist eine Akkommodation unbedingt eine schlechtere Lösung? Erspare ich mir nicht Kraft und Enttäuschungen, wenn ich frühzeitig von der Assimilation auf die Akkommodation umsteige?
- Versperre ich mir Handlungsoptionen, wenn ich zu einseitig eine gelungene Assimilation als »Erfolg« und eine Akkommodation resignativ als »Niederlage« bewerte?

Diese Fragen liegen nahe, wenn man die beiden Lösungstypen hierarchisiert in dem Sinne, dass eine Assimilation der Akkommodation vorgezogen wird. Das läuft auf den Kampf einer entschlossenen »harten« Zielvorstellung (»Ich will unbedingt einen vaginalen Orgasmus haben«) gegen ein ebenso »hartes« Symptom hinaus in der Hoffnung, dass das Symptom nachgibt, die Realität also dem Denken folgt. Solche Kämpfe sind nicht zu gewinnen, solange der Sinn des körperlichen Symptoms nicht verstanden und gewürdigt wird[40]. Es kann zu Verläufen führen, in denen zwar das Symptom verschwindet oder schwächer wird, sich aber keine Erleichterung einstellt.

40 Das systemische Mantra »Willst du etwas stark machen, so bekämpfe es!« hat hier seine Berechtigung.

Oszillieren zwischen Assimilation und Akkommodation

Eine günstigere Lage ergibt sich dagegen, wenn man die Akkommodation nicht als zweite Wahl abwertet, sondern sie als gleichwertige Option behandelt und die Konsequenzen jeder der beiden Optionen gegeneinander abwägt. Dafür ist es nützlich, in der Therapie sowohl auf der kognitiven und willkürlich änderbaren Ebene (Zielvorstellung) als auch auf der unwillkürlichen Ebene des körperlichen Symptoms anzusetzen.

Deshalb empfiehlt es sich, in einer frühen Phase der Therapie die Möglichkeit ins Auge zu fassen, dass sich am Symptom selbst nichts oder wenig ändern könnte. Diese Konfrontation mit dem »worst case« kann die Enttäuschungsfallhöhe reduzieren, wenn das Symptom »hart« bleiben sollte. Im günstigen Fall kann die antizipierte Nichtveränderung des Symptoms (also ein mögliches Scheitern der Assimilation) aber auch einen produktiven Prozess einleiten und zu einer Beweglichkeit im Akkommodationsprozess, also einer Relativierung der Ziele führen. Dadurch reduziert sich der Veränderungsdruck auf das Symptom, was nicht nur den Leidensdruck entspannen, sondern auch den Blick für neue Möglichkeiten der sexuellen Befriedigung erweitern kann.

Das ist zunächst kühl prozesslogisch argumentiert. In diesem Prozess des Oszillierens geht es aber auch ganz maßgeblich um die Regulation der begleitenden Affekte. So kann sich eine Akkommodation sehr unterschiedlich anfühlen: als gelassenes Aufgeben von Zielen ohne größeren emotionalen Aufruhr (»dann eben nicht«), als Enttäuschung, die die alte Vorstellung noch nicht losgelassen hat (»leider erst einmal nicht«), bis hin zu einer generalisierten Bitterkeit (»wieder einmal bin ich vom Leben benachteiligt worden«) oder als reife Resignation (»ich kann und will mich der Begrenzung stellen«).

Auch die Assimilation kann in sehr unterschiedlichen Affektlagen erlebt werden: als heiteres ergebnisoffenes Experimentieren (»schauen wir mal«), als sportlich-kämpferische Herausforderung (»das will ich beweisen«) oder als finster ergebnisfixierte Erzwingungshaltung (»es muss einfach klappen«).

Am Fallbeispiel ausgedrückt: Wenn Gabi die Möglichkeit ins Auge fasst, dass sie mit ihrem begrenzten Orgasmus-Muster leben muss und kann, reduziert sie damit ihre enge Fokussierung auf das Symptom und kann ihre sexuelle Erlebnisfähigkeit von der engen Orgasmusfixierung lösen. Im günstigen Fall kann ihr »Loslassen« sogar zu dem paradoxen Ergebnis führen, dass sie dem Ziel näher kommt.

Besonders geeignet ist dafür die hypothetische Frage nach den Konsequenzen einer Nichtveränderung.

»Angenommen, Sie wüssten, dass sich an Ihrer Art, einen Orgasmus zu erleben, nichts ändert und Sie müssten damit leben, dass Ihnen ein Orgasmus beim Geschlechtsverkehr nicht möglich ist: Welche Konsequenz hätte das für Ihr Sexualleben? Was würden Sie anders machen? Was würden Sie möglicherweise genauso weitermachen wie bisher? Was würden Sie weniger machen als vorher?«

So kann eine produktive Oszillation zwischen Assimilation und Akkommodation auf den Weg gebracht werden, die sowohl unmittelbar symptomorientierte Interventionen als auch die Generierung neuer Bedeutungen nutzen kann.

6 Das Dauerthema: Nachhaltige Erotik

»Es gibt zwei Tragödien im Leben. Die eine ist, wenn du die Zuneigung deines Lieblings verlierst, die andere, wenn du sie gewinnst.«
G. B. Shaw

Shaw spielt auf ein uraltes Thema an, das aktuell geblieben ist und das ein großes Thema in der Paar- und Sexualtherapie darstellt. Und nicht nur da. Es durchzieht die Welt der Ratgeber, der Illustrierten, der vertraulichen Gespräche unter Freundinnen. Auch die hilfsbereite Welt der Pharma-Industrie ist außerordentlich interessiert, auf dem Marktplatz dieser Probleme als Lösungsanbieter sichtbar zu werden.

Lässt sich erotische Anziehung in einer Beziehung auf Dauer lebendig halten? Diese Frage beschäftigt vor allem Paare, die sich ansonsten gut verstehen. Die anderen, die sich ohnehin streiten, wundert das sexuelle Desinteresse nicht. Dass man keine Lust auf jemand hat, mit dem man primär durch Ärger verbunden ist, braucht keine Erklärung.[41] Aber warum Liebe nicht – gewissermaßen von selbst – erotisches Interesse nach sich zieht, scheint auf den ersten Blick schwerer verständlich. Auf den zweiten Blick ist es vielleicht rational verständlich, aber emotional schwer zu akzeptieren.

Die philosophisch wie lebenspraktisch einfachste Antwort besteht darin, das Dilemma gar nicht erst als Problem zu sehen, sondern als Gegebenheit des menschlichen Lebens, das ebenso wenig zu ändern ist wie andere Gegebenheiten auch: dass man älter wird, dass die Sonne im Osten aufgeht, dass man Ehepartner nicht ändern kann usw. Das erfordert aber nicht nur ein hohes Maß an eigener Weisheit, sondern auch an der des Partners. Eine so verstandene Weisheit blickt im Wesentlichen auf die Sexualität zurück, nimmt vielleicht gelegentlich noch teil, hat aber Neugier und Entwicklung nicht mehr notwendig – und hat sich eigentlich von der Sexualität verabschiedet nach dem Motto: »Ich weiß ja, wie es geht.«

Die Sexualität der meisten Menschen bewegt sich allerdings unterhalb dieser Weisheitsgrenze. Bei ihnen hat sich ein Leidensdruck

41 Das ist nicht umkehrbar: Es gibt nicht wenige Paare, die eine intensive Sexualität erleben, obwohl sie sich ansonsten oft heftig streiten.

entwickelt, der nicht einfach daran liegt, dass ihnen ein bisschen Spaß beim Sex fehlt. Das wäre banal. Der Leidensdruck resultiert aus der Bedeutung, die der nachlassenden oder verschwindenden Lust gegeben wird. Zwei Bedeutungsfelder der Sexualität spielen eine herausragende Rolle:

- *Sex als Kontinuitätsgarant und Liebesbeweis.* Solange das romantische Liebesideal besteht, wonach Liebe und Sex ineinander übergehen oder gar untrennbar verbunden sein sollen, kann die nachlassende sexuelle Leidenschaft oder auch nur rückläufige Frequenz als Krisensignal für die Beziehung gedeutet werden.
- *Sex als Metapher für Lebendigkeit.* Ganz unabhängig von der Partnersituation kann in der Sexualität Vitalität, Körperlichkeit, Sinnesfreude, Bewegung, die eigene Attraktivität erlebt werden. Wenn das fehlt oder nicht mehr aktiviert wird, stellt sich leicht ein existenziell beunruhigendes Gefühl ein, dass das Leben jetzt gelebt (»Das war's jetzt«), das Ende in Sicht ist.

Beide haben ihre eigenen Logiken, die sich nicht ohne Weiteres ineinander überführen lassen.

Das Dilemma: Berechenbarkeit und Lebendigkeit

Das ist das Dilemma: Wir wollen einerseits eine emotionale Heimat, ein Gefühl der Zugehörigkeit, Berechenbarkeit und Sicherheit, auf der anderen Seite wollen wir Freiheit, Autonomie und Neues, Lebendigkeit spüren und Grenzen überschreiten. Das legt nicht nur die kulturelle Erzählung von der großen Liebe nahe. Viel persönlicher suggeriert der Beginn einer jeden Liebesgeschichte, dass beides vereinbar sei.

Deshalb tun wir so überrascht, wenn das passiert, was alles andere als neu ist und was sich auf einen Satz komprimieren lässt, der das erotische Paradox auf den Punkt bringt: Man kann nicht jemand begehren, der bereits da ist. Diesen Satz müssen wir freilich genauer durchbuchstabieren. Er folgt nicht dem Alles-oder-nichts-Prinzip. Sonst wäre bereits jedes Zusammenziehen der Tod der Erotik. Das ist nicht gemeint. Es gibt unterschiedliche Grade und Arten des Da-Seins. Pointiert fasst Morin (1997) das Spannungsfeld in seiner erotischen Gleichung zusammen:

Erregung = Anziehung + Hindernisse

Mit Hindernissen sind nicht nur offensichtliche Beeinträchtigungen gemeint wie die Tatsache, dass der Partner nicht am selben Ort wohnt oder anderweitig gebunden bzw. unerreichbar ist. Es können erheblich subtilere situative Hindernisse sein, wie z. B. ein Zögern des Partners, ein Warten auf einen günstigeren Moment, oder ganz praktische wie eine äußere Situation, die sexuelle Annäherung erschwert. Wir begegnen hier wieder dem »Nein« als Voraussetzung (s. Kap. 4) der antagonistischen Logik, derzufolge ein Ja erst im Zusammenspiel mit dem Nein lebendig wird.

»Fire needs air« (»Feuer braucht Luft«) drückt Esther Perel[42] dieses Spannungsfeld aus: Leidenschaft braucht Luft. Weniger metaphorisch: Erotik braucht Abstand. Um jemand zu begehren, braucht es eine gewisse Distanz, die zu überwinden reizvoll ist. Und bei der offen ist, ob sie überwunden werden kann. Es macht das Wesen des Flirts aus, dass mit mehrdeutigen Signalen gespielt wird, mit einem Locken und Sichentziehen. Und es erklärt, warum LAT-Paare[43] eine befriedigendere Sexualität berichten als zusammenlebende. Diese Spannung macht auch die Sehnsucht zu einem so intensiven Gefühl. Sie erotisiert das melancholische Gefühl der Abwesenheit der geliebten Person. Der zwischen Liebenden per SMS von einem Ort zum andern geschickte Satz »Ich fühle mich dir ganz nah!« kann deshalb ein stärkeres erotisches Potenzial haben als derselbe Satz, wenn er nach einem mehrwöchigen gemeinsamen Urlaub ins Ohr geflüstert wird.

Das setzt allerdings voraus, dass die Partner auf dieses Moment des Getrenntseins, die wenn auch kleine Ungewissheit, wie es weitergeht, auf den offenen Ausgang, nicht mit Angst reagieren, sondern es zumindest tolerieren oder im besten Fall sogar erotisch besetzen können.

Esther Perel berichtete mir von einer interessanten erfahrungsorientierten Intervention in der Paartherapie, wenn Verlassensängste oder starke Kontrollwünsche bei einem Partner akut sind. Sie bittet den anderen Partner, langsam aufzustehen, den Therapieraum zu verlassen, die Tür zu schließen und draußen zu warten. Dann bespricht sie mit dem im Raum gebliebenden Partner die Gefühle, die dadurch aktiviert werden. Nach ei-

42 Mündliches Zitat.
43 LAT bedeutet living apart together und meint Partnerschaften, die sich bei getrennten Wohn- und Lebensformen gleichwohl als Paar verstehen.

ner Weile wird der Partner wieder in den Therapieraum zurückgeholt. Der Vorteil dieser Intervention – verglichen mit einem Besprechen erinnerter Situationen – besteht darin, gewissermaßen in Zeitlupe die aktuell erlebte Situation des Trennens und Wiederkehrens besprechen zu können.

Als ich diese Intervention das erste Mal angewendet habe, beschwerte sich die Frau, dass ihr Mann auf eine kontrollierende Weise anhänglich sei und sie sich dadurch eingeschränkt fühle. Der Mann, mit dem ich im Therapieraum zurückblieb, hatte kein Problem mit diesem Experiment. Überraschend war jedoch, dass die Frau nach etwa zehn Minuten, die sie im Warteraum verbrachte, sich irritiert darüber äußerte, dass sie mehr als erwartet darauf hoffte, dass ihr Mann sie möglichst bald wieder zu sich rufen würde, was dieser aber nicht tat. Das kollusive Zusammenspiel zwischen den manifesten Bindungswünschen des Mannes und den manifesten Autonomiewünschen der Frau war offensichtlich: Beide Partner hatten ihre Bindungs-Autonomie-Ambivalenz so verarbeitet, das jeder der beiden Partner eine Seite der Ambivalenz übernahm und die andere Seite dem Partner zuschrieb und als dessen Verhalten beklagte.

Paardynamik von Bindung und Autonomie

Das Spannungsverhältnis zwischen Bindung und Autonomie ist so etwas wie die Grundfigur aller menschlichen Beziehungen. Das gilt auch für die Sexualität. Es gehört zu den Daueraufgaben einer funktionalen Beziehung, diese beiden Bedürfnisse auszugleichen. Dabei gehen individuelle Psychodynamik und interindividuelle Paardynamik nahtlos ineinander über.

Bereits bei der Partnerwahl spielen Vorstellungen und Wünsche eine zentrale Rolle, im Partner eine Ergänzung zu finden. Das Kollusionsmodell von Willi (1975) geht davon aus, dass sich Partner oft dadurch angezogen fühlen, dass sie beim anderen eine ähnliche unaufgelöste Ambivalenz spüren. Dieser Konflikt wird im Verlauf einer Partnerbeziehung häufig so umgestaltet, dass jeder der beiden Partner »arbeitsteilig« eine der beiden Seiten der Ambivalenz übernimmt.

Auf die Bindungs-Autonomie-Thematik übertragen heißt das: Einer der beiden Partner erlebt und zeigt die Bindungswünsche, macht Nähe-Angebote, betont die Verbundenheit, geht auf den anderen zu.

Der andere übernimmt die Autonomie-Wünsche, grenzt sich klar ab und betont die Eigenständigkeit und Individualität.

Im günstigen Fall entwickelt sich dadurch ein Ergänzungs-Verhältnis, von dem beide Partner gleichermaßen profitieren. Im ungünstigen Fall treiben sich die beiden Partner derart in die Extreme, dass jeder nur noch eine Seite der Ambivalenz spürt und die andere Seite an den Partner delegiert hat (projiziert) und ausschließlich dort sieht, wo er sie abwertet und bekämpft.

So entwickelt sich schnell ein Konfliktzirkel, der dadurch seine quälende Dynamik erhält, dass jeder Partner versucht, den anderen zu ändern und ihn seinen eigenen Wünsche anzupassen. Bei diesem Änderungsversuch verstärkt er aber ungewollt dessen Beharrungs-Tendenz. Der Partner, der die Bindungswünsche betont, erlebt beim anderen die Autonomiewünsche als egoistisch und versucht, diese zu ändern. Umgekehrt erlebt der die Autonomie betonende Partner den anderen als anklammernd.

In ihrem Modell vom Vulnerabilitätszirkel bieten Scheinkman und Fishbane (2004) ein vertieftes Verständnis dieser Dynamik an. Sie erweitern das rein gegenwartsbezogene Verständnis des Konfliktzirkels, das zwar den aufrechterhaltenden Mechanismus erklärt, aber nicht die Ursachen. Der Vulnerabilitätszirkel bezieht sich zusätzlich auf vergangenheitsbezogene Komponenten, die verständlich machen können, aus welchen biografischen Quellen er sich speist. Dieses Modell unterscheidet bei jeder Verhaltensweise eines Partners seine Vulnerabilität und seine Überlebensstrategie.

Mit *Vulnerabilität* ist die biografisch nachvollziehbare individuelle Empfindlichkeit gemeint, der »wunde Punkt« einer Person. Das kann z. B. die Angst sein, verlassen zu werden, abgewertet zu werden, hintergangen zu werden usw.

Die *Überlebensstrategie*[44] beschreibt das Verhaltensmuster, das sich jemand angeeignet hat, um sich gegen diese Verletzungen zu schützen. Das kann z. B. ein emotionaler Rückzug sein, vorwurfsvolles Klagen, aggressives Verhalten usw.

Vulnerabilität und Überlebensstrategie spielen derart zusammen, dass die Vulnerabilität die Wahrnehmungsseite des »Empfängers« beschreibt, den Input, die Überlebensstrategie dagegen die

44 Der analoge tiefenpsychologische Begriff der »Abwehr« beschreibt nur die reaktive Seite des Geschehens. Die »Überlebensstrategie« drückt außerdem stärker den konstruktiven Aspekt aus.

Verhaltensseite des »Senders«, den Output. Partner A erlebt ein Verhalten von B als verletzend, zeigt aber nicht direkt die Verletzung, sondern übersetzt sie handelnd in eine Überlebensstrategie. Auf diese reagiert wiederum B verletzt, zeigt dies aber ebenfalls nicht direkt, sondern übersetzt in seine favorisierte Überlebensstrategie.

Während die innere Dynamik also durch die Vulnerabilität gesteuert wird, findet im sichtbaren Verhalten ein Austausch lediglich der Überlebensstrategien statt.

Richard hat Erektionsstörungen und hat sich sexuell stark zurückgezogen, vermeidet auch das Gespräch mit seiner Frau Erika. Diese fühlt sich durch den sexuellen Rückzug ihres Mannes gekränkt. Sie äußert ihm gegenüber deutlich ihre Anlehnungsbedürfnisse und ihre Wünsche, als Frau gesehen und umworben zu werden. Wenn er nicht darauf eingeht, zeigt sie ihm ihre Kränkung. Der Konfliktzirkel ist etabliert: Je mehr sie ihre Kränkung zeigt, desto mehr zieht er sich zurück. Und umso mehr fühlt sie sich gekränkt usw.

Hintergrund:

Erika hat als einzige Tochter stets um die Aufmerksamkeit ihres idealisierten Vaters geworben (»ich war seine Prinzessin«). Das gelang ihr meist, sie war aber auch sehr darauf angewiesen. Sie vermutet, dass der Vater eine langjährige außereheliche Beziehung hatte, was die Mutter wusste und worunter diese sehr litt. Die Mutter hat sie als eifersüchtig und klagend in Erinnerung. Wenn Erika die Zuwendung des Vaters oder der Mutter nicht bekam, schmollte sie (»ich war schnell beleidigt«).

Richard ist in einem sehr religiösen evangelischen Elternhaus als zweiter von drei Brüdern aufgewachsen. Leitlinien waren Pflichtbewusstsein und Altruismus. Besonders hoch bewertet war soziales Engagement, Sorge für und Hinwendung zu anderen. Den elterlichen Aufträgen genügt er auch bis zu einem gewissen Grad. Um dem zu entkommen, baute er sich eine Rückzugswelt mit Büchern und Heimwerken auf.

Aus dem Fallbeispiel lassen sich verallgemeinerbare Muster ablesen, die in Tabelle 10 schematisch zusammengefasst sind. Wer die Erfahrung gemacht hat, dass seine Grenzen nicht respektiert wurden, dass er emotional ausgebeutet wurde, wie hier Richard, wird als Überlebensstrategie eher in eine nähevermeidende Position gehen (linke

Spalte). Die zentrale Angst ist die, sich in der Nähe zum Partner selber zu verlieren. Wer dagegen unsichere Bindungserfahrungen gemacht und die Angst hat, verlassen oder nicht gesehen zu werden, wird als Überlebensstrategie eher in die anklammernde Position gehen: Die zentrale Angst ist hier, den Partner zu verlieren (rechte Spalte).

Die Überlebensstrategien können sich in der Partnerschaft in einer dem Partner gegenüber offensiven, Überlegenheit reklamierenden Position (one up) äußern. Oder sie zeigen sich defensiv, indem eine dem Partner unterlegene One-down-Position eingenommen wird.

	Muster »zu viel Nähe«	**Muster »zu viel Distanz«**
Beziehungserfahrung (Vulnerabilität)	ausgebeutet werden Übergriffigkeit	verlassen werden nicht beachtet werden
Angst in der aktuellen Partnerschaft	sich selbst zu verlieren	den Partner zu verlieren
Überlebensstrategie	Nähe vermeiden dichtmachen	Nähe suchen anklammern
»progressive« One-up-Strategie	Indifferenz, Coolness Gleichgültigkeit zeigen	kontrollieren fordernd einklagen
»regressive« One-down-Strategie	Resignation, Rückzug	Vorwürfe machen jammern

Tab. 10: Vulnerabilität und Paardynamik

Tabelle 11 beinhaltet die Fragen, die zur Analyse des Vulnerabilitätszirkels dienen.

individuelle Dynamik	*Vulnerabilität* • Was ist der »wunde Punkt« von A? • Was muss A besonders schützen? • Auf welche Situationen reagiert A besonders empfindlich? *Überlebensstrategie* Welche schützenden Verhaltensmuster hat sich A angeeignet?
Paar-Dynamik	*Konfliktzirkel* • Durch welche Überlebensstrategien von A und B wird der Konfliktzirkel am Leben gehalten? • Wie provoziert die Überlebensstrategie von A die Vulnerabilität von B? • Wie provoziert die Überlebensstrategie von B die Vulnerabilität von A?

Tab. 11: Fragen zur Analyse des Vulnerabilitätskreislaufs

Bindungssicherheit und Erotik

Die Beziehungsfigur von Bindung und Autonomie ist ein Regulativ aller Paarbeziehungen. Sexualtherapeutisch weitergedacht ist die Frage von Interesse, wie weit es den Partnern gelingt, sie zu erotisieren. Das erfordert sowohl Autonomie- wie Bindungskompetenzen bei beiden Partnern. Den Abstand attraktiv zu finden, setzt eine Grundgewissheit voraus, dass die begehrte Person emotional auch noch da ist, wenn sie physisch weg ist. Ob ängstliche Unruhe entsteht, wenn jemand nicht weiß, wo der andere grade ist und was er tut, oder ob ein Grundvertrauen trägt, dass der abwesende Partner real schon wiederkommen wird oder emotional auch mit mir verbunden bleibt, selbst wenn ich ein paar Stunden oder Tage nichts von ihm gehört habe.

In einer Meta-Analyse von 15 Studien kamen Stefanou und McCabe (2012) zu folgenden Ergebnissen:

- Bindungsstil korreliert mit Koitusfrequenz: Unsicher Gebundene[45] sind koitusaktiver, möglicherweise, um Nähe herzustellen und Unsicherheit zu reduzieren. Vermeidend Gebundene sind weniger koitusaktiv.
- Unsichere und vermeidende Bindung korrelieren mit geringer sexueller Befriedigung (Ausnahme: Bei älteren Frauen ist Vermeidung unabhängig von sexueller Zufriedenheit).
- Bei sexueller Unzufriedenheit trennen sich vermeidend Gebundene eher, während unsicher Gebundene aufgrund ihrer Verlassenheitsangst eher bleiben.
- Bei Frauen sind sowohl unsicherer wie vermeidender Bindungsstil assoziiert mit geringerer sexueller Erregung, Lubrikationsproblemen, Orgasmusschwierigkeiten und Schmerzen beim Verkehr. Bei Männern ist unsicherer Bindungsstil assoziiert mit Erektionsstörungen.
- Unsicher Gebundene setzen Sex und Liebe gleich und haben Sex, um Nähe herzustellen und um Unsicherheit zu reduzieren.

45 Diese Meta-Analyse kategorisiert etwas anders als die in der Bindungsforschung übliche Typologie. Dort wird »unsicher-vermeidend« zusammengefasst, während in der o. a. Studie »unsicher« und »vermeidend« getrennt wird. An anderer Stelle fasst die Meta-Analyse den unsicher-ambivalenten und den unsicher-vermeidenden Stil zusammen. Das dürfte daran liegen, dass die Meta-Analyse sich auf die Unterscheidungen der Primärstudien beziehen muss, nicht auf die Bindungstheorie.

- Vermeidend Gebundene trennen Sex und Liebe eher und erleben Intimität als unbehaglich.

Diese Befunde belegen fürs Erste, dass befriedigende Sexualität mit einem sicheren Bindungsmuster einhergeht. Durch die etwas andere Nomenklatur ist die Sexualität der unsicher Gebundenen zwar nicht genau den in der Bindungsforschung etablierten Bindungsstilen zuzuordnen. Es lassen sich aber offenbar zwei gegenläufige sexuelle »Lösungen« der unsicheren Bindung unterscheiden: Die eine Gruppe vermeidet sexuelle Aktivität (vermutlich die mit dem unsicher-vermeidenden Stil), die andere (vermutlich die mit unsicher-ambivalentem Bindungsstil) ist zwar koitusaktiver, aber dabei unbefriedigter, wohl aus dem Grund, dass hier Sexualität vorwiegend aus der defensiven Motivation initiiert wird, um die Beziehung zu sichern. Das würde sich jedenfalls plausibel decken mit den Ergebnissen der Forschergruppe von Impett (2013) und von Stephenson, Ahrold a. Meston (2011) zur Vermeidungs-Motivation (s. Kap. 2).

Dieser Zusammenhang lässt sich am Beispiel einiger nicht untypischer Konflikte aus der Sexualtherapie deutlich machen. Sie zeigen, wie aus dem Bedürfnis, die Beziehung zu sichern, sexuelle Stagnation erzeugt werden kann. Das Ironische daran ist, dass in gewisser Weise dadurch Berechenbarkeit und Sicherheit erzeugt werden, dass ein vorhersagbarer problemstabilisierender Interaktionszirkel etabliert wird – zum Preis einer frustrierenden Stagnation.

»Sicherung« durch Stagnation

Fantasien werden zensiert

Regelmäßig wird der Konflikt zwischen Sicherungsbedürfnis und erotischer Entwicklung beim Idealen Sexuellen Szenario (ISS; s. Kap. 7) sichtbar, wenn die Partner abwägen, ob sie ihre Fantasien mit Blick auf den Partner überhaupt aufschreiben, und wenn ja, ob sie sie dann mitteilen wollen. Wenn nein, ist das meist der Rücksicht auf vermutete Empfindlichkeiten des Partners geschuldet und der Sorge, die Beziehungssicherheit sei gefährdet, wenn im ISS mehr individuelle als partnerbezogene Szenen auftauchen.

Aus Unsicherheit werden Liebesbeweise verlangt

Je bindungsunsicherer sich jemand fühlt, desto mehr Sicherheit braucht er im sichtbaren Verhalten des Partners. Er fordert den Beweis. Das kann für den so angesprochenen Partner in eine unauflösbare Doppelbindung führen: »Liegt dir wirklich an mir oder machst du es nur, weil ich es erwarte?« Das Einklagen von Liebesbeweisen ist aber unerotisch. Warum? Weil es dem Adressaten die Autonomie und Freiheit nimmt, von sich aus auf den andern zuzugehen. Das erotische Grundprinzip (Feuer braucht Luft) ist verletzt.

Unsicherheit führt zu Kontrollbedürfnis

Eine verschärfte Form ist die Kontrolle und Manipulation des Partners. Da das Grundvertrauen in die Verlässlichkeit des Partners nicht stabil ist, wird er misstrauisch kontrolliert durch permanente Fragen, wo er ist, was er vorhat. Die Kontrolle von Handys und E-Mails ist ein großes Betätigungsfeld für bindungsunsichere Partner, speziell bei realen oder vermuteten Affären.

Bedürftigkeit enterotisiert (meistens)

Wer bindungsunsicher und bedürftig ist, braucht mehr, als er zu geben hat. Bedürftigkeit lädt zu allem Möglichen ein, zu Fürsorge, zu Mitleid, zu Ermunterung, zu Ärger, aber kaum zu Erotik. Ausnahme: Eine Schieflage von Geben und Nehmen (wenn der eine mehr braucht als der andere) ist eine attraktive Voraussetzung für sadomasochistische Beziehungen, in denen der bedürftigere Partner sich lustvoll dafür verachten lässt, so klein und unwert zu sein. Der sadistische Partner genießt im Gegenzug, seine Zuwendung zu dosieren, indem er dem andern die Gnade eines sexuellen Entgegenkommens erweist (Gnadensex).

Diese erotischen Blockaden werden umso schneller aktiviert, je größer die Bindungsunsicherheit ist.

Bindungssicherheit als Selbst-Anteil

Bisher hatten wir eine begriffliche Ungenauigkeit in Kauf genommen, indem offengeblieben ist, ob die Bindungssicherheit eher als relativ konstantes Persönlichkeitsmerkmal oder als situationsabhängiger Ich-Zustand zu verstehen ist.

Therapeutisch fruchtbarer ist die zweite Lesart, weil sie einen aufmerksameren Blick für den Kontext einer Handlung nahelegt und damit eher einem veränderungsorientierten Zugang entgegenkommt.

Mit einer dynamischeren Lesart lässt sich das Bedürfnis nach Bindungssicherheit auch als Selbst-Anteil lesen, der in bestimmten Situationen aktiviert wird. Dann fühlt er sich nicht so an, als sei die ganze Person nur von Bindungssicherung dominiert und als hätten andere Selbst-Anteile keine Chance.

Das bietet die Perspektive einer »dritten Lösung« zwischen einer deterministisch lähmenden Eigenschaftskonzeption *(traits)* und einer vielleicht zu veränderungsoptimistischen Zustandsversion *(states)*. Mit einem solchen Verständnis öffnen sich therapeutisch mehr Möglichkeiten, weil es sich mehr in einer Logik von wechselnden Zuständen und nicht von festgeschriebenen Eigenschaften bewegt. Damit entgeht der Therapeut der Gefahr, sich pessimistische Fallkonstruktionen zurechtzulegen. Es macht einen qualitativen Unterschied, ob der Therapeut die Beschreibung einer Eigenschaft wählt (»dieser Klient hat eine geringe Bindungssicherheit«) oder eine Zustands-Beschreibung (»in dieser speziellen Situation sind die bindungssicheren Selbst-Anteile des Klienten in den Hintergrund getreten«). Das ist mehr als nur therapeutische Rhetorik. In dem oben beschriebenen Beispiel würde eine Einschätzung des Verhaltens der Frau naheliegen, nach Unterschieden zu fragen, etwa: »In welchen Situationen taucht das Unbehagen, wenn Ihr Mann weggeht, besonders stark auf?« »Können Sie sich an Situationen erinnern, in denen es Ihnen nichts ausgemacht hat oder sogar ganz recht war, wenn er weg war?«

Solche Fragen tun der Lebendigkeit der Therapie besser, als wenn der Therapeut sich in einer Trait-Logik bewegt, die den Fall als »schwer« erleben lässt mit der seufzenden Konsequenz, dass man viel Geduld braucht, weil die Therapie lange dauern wird, und das auch noch mit bescheidenen Erfolgschancen.

Exkurs: Das innere Familiensystem in der Sexualtherapie

Das Modell des inneren Familiensystems (IFS) wurde von Richard C. Schwartz (1997) und Gunther Schmidt (1996) gleichzeitig, aber unabhängig voneinander entwickelt. Es ist eine Persönlichkeits- oder Selbsttheorie, die sich auf systemisches Denken bezieht. Sie besagt, dass jeder Mensch nicht nur eine Persönlichkeit hat, sondern verschiedene innere Zustände (»Teile«), die jeweils wie abgegrenzte und eigenständige Persönlichkeiten gesehen werden können (Subsysteme der Gesamt-Persönlichkeit).

Die Teile beziehen sich aufeinander (kooperieren, polarisieren, verbannen, bekämpfen) und führen durch ihre je aktuelle Konstellation zu spezifischen Gefühlen und Selbst-Zuständen. Sie sind miteinander vernetzte Einheiten, die teilautonom eigenen Regeln folgen und spezifische Körperempfindungen und Gedanken mit sich bringen. Abhängig von der konkreten Situation sind sie »on« oder »off«.

Das Modell unterstellt, dass jeder Teil im Kontext des Ganzen Sinn macht und es »gut meint«. Er hat allerdings nur ein begrenztes Verhaltensrepertoire zur Verfügung, das durch spezifische Auslöser leicht aktiviert werden kann. In kritischen Situationen entstehen Trancen, wenn einzelne Teile die Führung übernehmen und mit dem ganzen Selbst identifiziert werden.

Beispiel: Der Teil »Selbstunwert/Kleinheitsgefühl« hat ein spezielles Gedankenrepertoire (ich bin nichts wert), bestimmte Erinnerungen (z. B. Abwertung durch Ältere), ist mit bestimmten Gefühlen verbunden (z. B. Druck auf der Brust) und legt ein bestimmtes Verhalten nahe (z. B. Rückzug). In der Kleinheits-Trance dominiert dieser Teil das Erleben und Handeln, als ob es nichts anderes gäbe. Die Trance entsteht durch eine Identifikation des Teils mit dem Ganzen (»Das bin ich«).

Im Alltagsbewusstsein findet eine Identifikation mit dem Teil statt, der gerade dominiert und ein kognitiv-emotionales Monopol beansprucht, ohne das »Recht« der anderen Teile zu beachten. Diese führt zu einer Gleichsetzung von Ich und spezifischem Zustand und in der Folge zu Leidensdruck.

Damit das nicht passiert, ist die Disidentifikation ein zentraler Faktor in der therapeutischen Arbeit mit dem IFS. Disidentifikation bedeutet, dass das Ich und mein Zustand unterschieden werden (Ich bin nicht mein Gefühl).

Dafür braucht es den »inneren Beobachter«, der beispielsweise statt »Ich bin nichts wert« sagt: »Aha, ich gehe eben in den Kleinheits-Zustand.« Der innere Beobachter ist eine übergeordnete Instanz, kein »Teil«. Er schafft Abstand und bewertet nicht.

Übersetzt für die Sexualtherapie, lässt sich in etwa die folgende **Gebrauchsanweisung** für den Therapeuten darstellen:

1) Gehe von einer Problemdefinition *des* Klienten aus.
(Z. B.: Ich fühle mich klein und impotent.)
2) Formuliere das Problem, das der Klient als dominant erlebt, als »Teil« oder »Seite« des Klienten.
(Z. B.: Wie/wo spüren Sie diesen kleinen und impotenten Teil? Wann meldet sich dieser Teil stärker, wann schwächer?)
3) Identifiziere andere »Teile«, die zu dem ungeliebten Teil in Beziehung stehen, ohne den ungeliebten Teil zu ignorieren.
(Z. B.: Welche Teile, neben der kleinen und impotenten Seite, spielen in Ihrer Sexualität noch eine Rolle?)
4) Verstärke die anderen Teile durch Nachfragen, Wertschätzen.
(Z. B.: Was möchte der charmante/herzliche/liebevolle/witzige ... Teil gern tun? Wie gehen Sie mit dem um?)
5) Überlege, wie weit sich kooperative Beziehungen zwischen dem ungeliebten Teil und anderen Teilen herstellen lassen.
(Z. B.: Was möchte der impotente Teil dem charmanten/herzlichen/liebevollen/witzigen ... Teil denn sagen?)
6) Überlege, wozu der ungeliebte Teil gut sein könnte.
(Z. B.: Worin sieht der ungeliebte Teil denn seine Aufgabe? Wie könnten Sie ihm eine nützliche Aufgabe geben?)

Exkurs: Bindungssicherheit und erotisches Sprechen

Bisher war der Begriff Erotik eher beiläufig verwendet worden, ohne ihn zu definieren[46], vor allem ohne ihn von »Sexualität« zu unterscheiden. Es geht dabei nicht nur um zwei Erlebnisformen, sondern

46 Der Brockhaus (1988) definiert Erotik so:
[zu griech Eros, ›Liebesverlangen‹], semantisch vieldeutiger Begriff für im weitesten Sinn alle körperl. und geistig-seel. Erscheinungsformen der Liebe, soweit sie den Aspekt geschlechtl. Anziehung und sinnlicher Lust einbeziehen, deshalb auch häufig synonym für Sexualität. Im Unterschied zum triebhaft-affektiven Erleben bedeutet E. auch Liebeskunst: *als individuelle Sublimierung und Stilisierung geschlechtl. Triebverhaltens und als im weitesten Sinn künstlerische (spieler., metaphor. oder symbol.) Umsetzung von Sexualität in Sitten, Mode, Werbung, Kunst und Literatur.*
In dieser Definition sind neben unbeeinflussbaren (die »geschlechtl. Anziehung«) im Wesentlichen gestaltbare Komponenten (»Liebeskunst«, Stilisierung) benannt, die für Sexualtherapeuten doch die Frage aufwerfen, wie weit sie sich ihnen zuwenden wollen. Wenn Erotik eine Kunst ist, ist sie auch entwickelbar, veränderbar, lernbar, selbst wenn man einräumt, dass es unterschiedliche künstlerische Begabungen gibt.

um zwei Arten zu sprechen. Beim Sprechen über Sexualität in der Sexualtherapie geht es um ein »Aussprechen«, also das Benennen von sexuellen Gefühlen, Vorstellungen und Handlungen. Dem liegt eine aufklärerische Idee zugrunde, Tabuisiertes, Schambesetztes, Undeutliches aus dem Dunkel des angstbesetzten Schweigens ins Licht des rational Zugänglichen zu bringen und damit verfügbar, kontrollierbar, diskutierbar zu machen[47].

Im erotischen Sprechen geht es um das »Andeuten«, das erotische Spiel mit Bedeutungen. Der Reiz des erotischen Sprechens liegt darin, dass es vor allem implizit auf Sexualität verweist. Erotisches Sprechen verliert durch Explikation seinen Witz (s. Tabelle 12).

Sexuelle Sprache	Erotische Sprache
direkt	andeutend
explizit	implizit
eindeutig	mehrdeutig
bekanntes Skript	Spiel
geschlossen	offen
Ergebnis	Prozess
banal	geheimnisvoll

Tab. 12: Sexuelle und erotische Sprache

Was hat das mit Bindungssicherheit zu tun? Bindung braucht Gewissheit, nicht Andeutung. Je mehr Bindungsunsicherheit aktualisiert wird, desto mehr braucht es auch in der jeweiligen sexuellen Beziehung Gewissheit über Handlungen und deren Bedeutung.

Das sei an einem durchaus realistischen prototypischen Dialog verdeutlicht.

Die Frau klagt, dass sie sich vom Partner nicht begehrt fühlt und keine Lust auf Sex hat.

Der Mann sagt: »Sag mir doch einfach, was du willst. Dann kann ich mich danach richten.«

47 Sobald das sexualtherapeutische Sprechen eine Monokultur des tabubrechenden Aussprechens pflegt, verliert sie schnell ihre Lebendigkeit. Sexualtherapie ist dann eine kommunikative Veranstaltung des trivial Geheimnislosen, »wo man nichts zu sehen bekommt, was man nicht zu sehen bekommt« (Luhmann 2008, S. 184).

Ihre Antwort: »Find's raus!«
Der Mann resigniert: »Ich versuche ja alles, aber nie ist es gut genug, nie ist es richtig.«
Sie: »Wenn ich dir eine Gebrauchsanweisung gebe, nach der du dich richtest, ist es mir nichts wert.«

Man kann die Geschichte unterschiedlich lesen. In der Sprache der bindungsgewissen Eindeutigkeit lautet sie so: Die Frau weiß, was sie will, aber enthält es dem Mann lediglich vor (z. B. um sich seines Interesses zu vergewissern). Der Mann erlebt sich in der Rolle des Prüflings, der die richtige Antwort nicht kennt.

In der Sprache der Erotik würde das heißen: Sie lädt ihn zum ergebnisoffenen Spiel ein, weiß selber noch nicht, wohin es gehen soll. Er könnte den Ball aufgreifen und weiterspielen – falls er will.

Wenn man die Geschichte, die ja ein bisschen auf Kosten des Mannes geht, so erzählt, könnte man auf den irreführenden Gedanken kommen, dass Erotik eine Art Gegenprogramm zur Bindungssicherheit sei. Entweder – oder.

Das Beispiel ist aber exzellent geeignet zu zeigen, dass die erotische Qualität in der Oszillation zwischen Vereinigungs- und Abgrenzungs-Impulsen liegt. Einseitige Vereinigungswünsche lähmen, einseitige Abgrenzungswünsche machen heimatlos. Erst wenn beide Seiten aktiviert sind, kann erotische Lebendigkeit entstehen.

Bindung und Neugier

In Anlehnung an verschiedene Versuchsanordnungen der empirischen Bindungsforschung[48] kann man sich prototypisch folgende Mutter-Kleinkind-Interaktion vorstellen: Das Kind krabbelt vom Schoß der Mutter, um die Umgebung zu erkunden. Nach ein paar Bewegungen hält es inne und sieht sich nach ihr um. Das weitere Verhalten des Kindes hängt davon ab, welche Botschaften die Mutter dem Kind vermittelt. Sagt sie:

»Ja gut, schau nur zu!«	... ermuntert sie das Kind
»Pass auf, Schatz!«	... legt sie dem Kind Ängstlichkeit nahe

48 Ich bitte die bindungstheoretisch versierten Leser um Nachsicht, das ich die Feinheiten der bindungstheoretischen Forschung und Theorie hier nicht berücksichtige. Mir geht es hier nur um das Prinzip von Bindungserleben, um das Spannungsfeld von Bindung und Autonomie zu illustrieren.

»Komm schön zurück, du Schlawiner!«	... lockt sie verführerisch zur Rückkehr
»Mami ist ganz alleine!«	... bietet sie dem Kind Schuldgefühle an

Sie kann das Kind also, ausgehend vom sicheren Hafen, zur Exploration der Welt ermuntern oder ihm ängstlich rückbindend nahelegen, dass das Unbekannte gefährlich ist und dass es doch dort am besten ist, wo man herkommt und sich auskennt.

Um das auf die Erotik zu übertragen, müssen wir uns die Internalisierung dieser äußeren Szene vorstellen, als inneren Dialog zwischen der inneren Mutter und dem inneren Kind. Werden die eigenen Explorationsbedürfnisse, in die unbekannte Welt hinauszugehen, ängstlich oder ermutigend beantwortet?

Angelika Eck hat eine sexualtherapeutische Interventionslinie vorgestellt, die die Spannung zwischen dem sicheren Ausgangspunkt und einem unbekannten Explorationsfeld therapeutisch in Szene setzt: den erotischen Raum (Eck 2014, 2016).

Reise in den erotischen Raum

Bei der Reise in den erotischen Raum handelt es sich um eine begleitete Imagination.

Dabei wird symbolisches Material generiert, in dem auf Erotik bezogene Konflikte und Wünsche erfahrbar und metaphorisch »sichtbar« gemacht werden können. Der Schlüssel dieser Intervention ist die explizite Benennung als »erotischer Raum«. Mit »erotisch« wird eine thematische Markierung gesetzt. Diese ist nicht nur als Abgrenzung zu allgemeineren Themen (Leben, Beruf, Familie, Gesundheit usw.), sondern vor allem zu »partnerschaftlich« von besonderer Bedeutung. Damit soll die Möglichkeit eröffnet werden, die Erotik unabhängig von einer konkreten Partnerschaft in Bewegung kommen zu lassen. Mit »Raum«[49] wird eine einfache und imaginativ leicht verfügbare Metapher vorgegeben, die unbestimmt genug ist, um Fantasien zu ermöglichen, die aber zugleich einen Rahmen (metaphorisch implizit die »Wand« des Raumes) setzt, innerhalb dessen sich Fanta-

49 Eine räumliche Metapher, allerdings eine sehr ungemütliche, ist auch der Originaltitel des 2006 erschienen Buches von Esther Perel »Mating in Captivity« (wörtlich übersetzt: Paarung in Gefangenschaft).

sien verdichten können – anders als z. B. bei der offenen Landschaft oder Wiese, wie sie in der Konzentrativen Bewegungstherapie gern angewendet wird.

Wie der Raum inhaltlich gefüllt, belebt und erkundet wird, bleibt völlig offen. Mehr als das Attribut »erotisch« wird nicht vorgegeben. Insbesondere wird der Klient nicht nach sexuellen Inhalten gefragt, um von vornherein sexuellen Erwartungsdruck gar nicht erst entstehen zu lassen.

Nach einer Achtsamkeitsinstruktion wird eine Anfangssuggestion gesetzt. Bewährt hat sich das Bild eines ruhigen Sees (etwa: »Stelle dir vor, deine Gedanken und Gefühle sind ein See, und dieser See beruhigt sich jetzt«). *Dann* wird vom Bild des Sees aus ein Suchprozess angeregt, beginnend mit offenen Fragen (Gibt es diesen Raum überhaupt? Wann warst du zuletzt dort? Wo liegt er?).

Im weiteren Vorgehen wird der Raum besucht und inspiziert, es werden Nebenräume besucht – oder deren Besuch vermieden. Dieses langsame Erkunden des erotischen Raums wird so lange fortgeführt, bis der Klient das Gefühl hat, dass »für dieses Mal genug« sei. Beendet wird der Besuch mit einem Bild, mit dem sich der Besucher gut lösen und das er als »gutes Objekt« wieder zurück ins Hier und Jetzt nehmen kann. Der Rückweg führt wieder über das Bild des Sees, an dessen Ufer die Reise beendet wird.

Die Reise in den erotischen Raum erlaubt ein sehr individualisiertes, auf die Sicherheitsbedürfnisse und Ambivalenzen in Bezug auf erotische Neugier des einzelnen Klienten zugeschnittenes Vorgehen. Damit können Differenzierungsprozesse begleitet und unterstützt werden, die in einem zweiten Schritt der partnerschaftlichen Entwicklung neue Impulse geben können. In einer Kombination von Einzel- und Paartherapie, wie sie Eck vorschlägt, lässt sich dann schrittweise erproben, wie weit die im Einzelsetting gewonnene Profilierung des erotischen Binnenraums in die Partnerschaft integriert werden kann.

Auf einer theoretischen Ebene berühren sich hier Bindungstheorie (z. B. Johnson 2010, mit ihrer emotionsfokussierten Paartherapie) und Differenzierungstheorie (Schnarch 2006), die auf den ersten Blick so gegensätzliche Positionen zu vertreten scheinen.

Das Ausmaß an Bindungssicherheit, also der inneren Gewissheit, dass die geliebte oder zumindest emotional relevante Person nicht weg ist, wenn ich mich in meinen erotischen Raum begebe, lässt sich gut in die von Schnarch (2006) in den Vordergrund gerückte selbstbestätigte Intimität übersetzen, die er mit seinen vier Aspekten der Balance genauer herausgearbeitet hat (Schnarch 2011)[50].

Je nachdem, wie weit der Klient seine differenzierenden und bindungssicheren Selbst-Anteile aktivieren kann, wird er sich dorthin bewegen. Wenn die Verlustangst zu groß ist, wird er es eher nicht tun, weil in einer Güterabwägung der Verlust der Person schmerzlicher ist als der erotische Verzicht[51].

Andere, weniger erotische Formen von Sexualität, sind durchaus bei fehlender Bindungssicherheit möglich. Sexuelle Begegnungen können trösten, können einen Not und Trauer für eine gewisse Zeit vergessen lassen, können Enttäuschungen kompensieren, erlauben den wärmenden Unterschlupf in einer schützenden Nische. Solche regressiven Formen von Sexualität haben eine wichtige stabilisierende Funktion: Ihre Bedeutung für den psychischen Haushalt ist nicht zu unterschätzen. Aber sie als erotisch zu erleben, fällt schwer. Sexueller Trost ist aus dem Mangel an Sicherheit geboren, Erotik dagegen aus der erlebten Sicherheit.

Diese motivationalen Unterschiede sollen nicht Personen typologisch festlegen, sondern Selbst-Anteile beschreiben, die in unterschiedlichen Situationen oder Lebensphasen aktuell werden können. Dieselbe Person kann in einer Lebenslage in einer sexuellen Begegnung Trost suchen und in einer anderen erotisch experimentierfreudig aufgelegt sein, am einen Tag Wollhosen und an einem anderen ein Ballkleid tragen.

Personen mit einer sicheren Bindungserfahrung haben zweifellos bessere Voraussetzungen, sich einen erotischen Raum anzueignen und ihn zu gestalten. Für Personen mit unsicheren oder ambivalenten Bindungserfahrungen würde aber ein erfolgversprechender Ansatz nicht defizitorientiert auf die engeren Grenzen des erotischen Raumes fokussieren, sondern erstens die Bewegungsmöglichkeiten

50 Diese Aspekte sind: (1) ein stabiles und flexibles Selbst: die Fähigkeit, zu sich zu stehen, auch wenn andere einen nicht bestätigen, aber gleichzeitig in Kontakt zu den andern zu bleiben; (2) stiller Geist, ruhiges Herz: die Fähigkeit, mit den eigenen Verletzungen und Ängsten umzugehen, ohne den Partner dafür zu funktionalisieren; (3) angemessenes Reagieren: die Bereitschaft, nicht zu überreagieren; (4) sinnvolle Beharrlichkeit, womit Resilienz gemeint ist, also die Standfestigkeit, sich auch bei widrigen Umständen nicht von seinem Weg abbringen zu lassen.

51 Das psychologische Phänomen der Verlustaversion beschreibt das (teilweise): Menschen tun sich schwerer, etwas herzugeben, was sie schon haben, als etwas Gleichwertiges oder leicht Höherwertiges zu bekommen, das sie noch nicht haben.

innerhalb der Grenzen ausloten, zweitens davon ausgehen, dass die Grenzen ihrerseits entwicklungsfähig und verschiebbar sein können, und drittens die Sichtweise favorisieren, dass für manche Menschen kleinere übersichtliche Höhlen wohltuender sind als große Hallen.

Therapie: Das Zwei-Schritte-Konzept

Was heißt das Ganze für die therapeutische Praxis? Ausgehend von der These, dass Erotik aus dem Zusammenspiel zwischen Vereinigungs- und Abgrenzungswünschen lebt, das – um es »spielen« zu können – ein Minimum an Bindungssicherheit voraussetzt, liegt es nahe, Bindung und Erotik nacheinander in den therapeutischen Blick zu nehmen.

In einem ersten Schritt geht es um die bindungsrelevanten Themen, also um die Frage, wieweit die Partner sich sicher fühlen, Vertrautheit erleben, sich beim andern aufgehoben wissen. Diese eher regressive Seite der Sexualität setzt auf Gegenseitigkeit, auf angstfreie Nähe, auf Entspannung im Wissen um die Akzeptanz des andern, seiner jeweils bekannten und positiv beantworteten Wünsche. Grundtenor aller Interventionen in dieser Phase ist emotionale Berechenbarkeit im Rahmen des erotisch Bekannten.

Hierher passen Interventionen wie Sensate-Focus-Übungen, Schnarchs »Streicheln bis zur Entspannung« (Schnarch 2006), Atemübungen, die Analyse von verletzbaren Seiten und biografischen Traumata, aber ebenso von beglückenden und wohltuenden sexuellen Erfahrungen. Sie bieten reiche Möglichkeiten, sich emotionaler Nähe zu vergewissern und sich mit Verlassenheitsängsten auseinanderzusetzen.

Der zweite Schritt kann sinnvollerweise erst gemacht werden, wenn mit dem ersten Schritt eine emotional genügend sichere Ausgangsbasis geschaffen ist. Der Übergang ist sorgfältig zu gestalten. Insbesondere gilt es zu beachten, dass die beiden Partner unterschiedliches Tempo haben können oder – nicht unwahrscheinlich – ihre jeweilige Ambivalenz, den nächsten Schritt zu gehen, kollusiv splitten, indem der eine scheinbar mutig dem andern sein Zögern vorwirft und der andere scheinbar zögernd sich vom Ersten gedrängt fühlt.

Ob die explorierenden Schritte in den noch unbekannten erotischen Raum gegangen werden, ist eine Entscheidung des Paares. Der

Therapeut muss wohlwollend neutral bleiben und darf nicht der Verführung erliegen, erotisch zu missionieren.

Hierher gehören die Liebesdiener-Übung (Clement 2004), das ISS, das gemeinsame Entwickeln einer erotischen Geschichte. Tabelle 13 gibt eine einfache Übersicht.

Bindungssicherheit fokussierend			
Intervention	**Kurzbeschreibung**	**In Therapie-Sitzung/ Zu Hause**	**Quelle und ausführlichere Beschreibung**
Sensate-Focus-Übungen	Die Partner streicheln sich nackt, wobei die aktive und die rezeptive Rolle alle 5 Minuten gewechselt werden.	Zu Hause	Hauch (2005) Clement (2004)
Umarmen bis zur Entspannung	Die Partner legen im Stehen die Arme um den Körper das andern, konzentrieren sich auf die eigene Entspannung.	Beides möglich	Schnarch (2011)
Berührungen im Gesicht	Partner A berührt Partner B im Gesicht.	Beides möglich	Perel (mündliche Mitteilung)
Erotik fokussierend			
Intervention	**Kurzbeschreibung**	**In Therapie-Sitzung/ Zu Hause**	**Quelle und ausführlichere Beschreibung**
gemeinsame erotische Geschichte	Partner sitzen Rücken an Rücken. Abwechselnd erzählt ein Partner eine Sequenz einer ergebnisoffenen erotischen Geschichte.	in Therapiesitzung	
ISS (Ideales Sexuelles Szenario)	Beide Partner schreiben unabhängig voneinander ihre ideale sexuelle Begegnung auf. In der Therapie wird verhandelt, ob sie ihr ISS dem andern offenlegen wollen.	in Therapiesitzung	Clement (2004)
erotischer Raum	teilweise geführte Imagination	in Therapiesitzung	Eck (2014)
Liebesdiener-Übung	An zwei getrennten Tagen schlägt jeweils der eine Partner den Ablauf einer erotischen Verabredung nach seinen Vorstellungen vor, der andere Partner »bedient« diesen Ablauf.	zu Hause	Clement (2004), Clement u. Eck (2013)

Tab. 13: Interventionen, die Bindungssicherheit/Erotik fokussieren

Was sich theoretisch gut auseinanderhalten lässt, verläuft in der Praxis freilich oft anders[52]. Manche Paare haben mit den therapeutischen Erfahrungen, die ihnen mehr Nähe ermöglichen, bereits genug erreicht. Andere Paare reagieren auf erotische Experimente ambivalent und beenden die Therapie, ehe sie ausgereizt ist.

Matthias und Ev kommen mit einer Vertrauenskrise in die Therapie. Ev hatte ein längeres Verhältnis mit Thomas, einem befreundeten Arbeitskollegen von Matthias begonnen und machte keinen Hehl daraus, dass sie die Sexualität mit diesem Freund attraktiver fand als die Sexualität mit Matthias. Nachdem beide sich ausgiebig und sehr konfrontationsbereit mit der Möglichkeit einer parallelen Beziehung auseinandergesetzt hatten, kamen beide zu dem Ergebnis, dass beide das bestenfalls aushalten, aber nicht wirklich befriedigend leben konnten. Eine Trennung kam für das Paar, das sich in einer langen gemeinsamen Geschichte sehr verbunden fühlte, nicht infrage. Mit der Entscheidung, die Außenbeziehung mit Thomas zu beenden, war freilich »der sexuelle Weg zurück« noch nicht möglich.

Für Matthias war es entscheidend, mit Ev eine Sexualität zu entwickeln, die sich nicht an der leidenschaftlichen Beziehung zu Matthias messen ließ, sondern eine eigene Qualität hatte. In den ersten Sitzungen der Therapie war es gut gelungen, die alte Vertrautheit wieder zu aktivieren, was sich etwa darin zeigte, dass das Paar wieder zusammen in einem Bett schlafen und Zärtlichkeiten austauschen konnte. Mit allen weiteren Schritten allerdings, die erotische Spannung, Differenzierungen und spielerisches Experimentieren zum Thema hatten, taten sie sich schwer.

Beispielsweise inszenierten sie eine Übung, in der der eine Partner die Aufgabe hatte, den andern nur mit Körpersprache einzuladen, sich auf ihn zuzubewegen, mit Kichern und Grimassen derart als Klamotte, dass die subtileren Gefühle bei der Annäherung gar nicht erst spürbar und schon gar nicht besprechbar wurden. Auch bei anderen Übungen gerieten sie immer wieder in ein bagatellisierendes Witzeln. Das ISS wollten sie nicht durchführen mit der Begründung, sie könnten nicht sehen, was das bringen solle.

52 Dieser Satz ist ein alter Hut. Er ist aber kein Argument gegen theoretische Klarheit. Theoretische Landkarten sollen ja konkrete Landschaften nicht 1:1 abbilden, sondern sinnvolle Vereinfachungen und Strukturierungshilfen konstruieren.

Nach einem Jahr beendeten sie die Therapie. Einen neuen erotischen Raum hatten sie sich noch nicht erschlossen. Aber nach ihrer eigenen Einschätzung war die Therapie »recht erfolgreich«, was sie darauf bezogen, einander »wiedergefunden« zu haben, wieder besser miteinander sprechen zu können, und darauf, dass die Konflikte um die Außenbeziehung an Brisanz verloren hatten.

Offenbar hatte sich aber nach der Therapie ein Entwicklungsschritt vollzogen: Einige Zeit nach Therapieende schrieb mir Ev eine Mail, weil sie für eine gute Freundin, der die Lust vergangen sei, einen Therapeuten suchte. In betonter Beiläufigkeit schrieb sie: »Übrigens, wir haben es wieder lustig miteinander und Sex gehört dazu. Alte Liebe rostet eben nicht. Das findet Matthias auch, von dem ich Sie schön grüßen soll.« Ich will die kurze Nachricht nicht über-, aber auch nicht unterbewerten. Dass sie für die Freundin bei mir nachfragte, scheint noch ein Hinweis darauf zu sein, dass sie zumindest einen Teil ihrer Veränderung der Therapie zuschrieb.

7 Ambivalenzen des sexuellen Begehrens

Sexuelle Lustlosigkeit

Kaum ein Phänomen hat die Sexualtherapie des letzten Jahrzehnts mehr beschäftigt als die sexuelle Lustlosigkeit, insbesondere in langjährigen Beziehungen. Sie macht quantitativ die größte Symptomgruppe in sexologischen Ambulanzen aus (Bancroft, Loftus a. Long 2003). Verschiedene Studien kommen auf Schätzungen in der Größenordnung von einem Drittel der Frauen und einem Sechstel der Männer (Lauman, Paik a. Rosen 1999, Laumann et al. 2005; Mercer et al. 2003). Allerdings belegen mehrere Analysen, dass es unter den Befragten, die keine sexuelle Lust erleben, eine nennenswerte Subgruppe gibt – fast die Hälfte –, die darunter nicht leidet (Leiblum et al. 2006; Dennerstein et al. 2006; King, Holt a. Nazareth 2007), sondern, positiv ausgedrückt, mit einem sexuellen Desinteresse offenbar ganz gut leben kann. Aber selbst wenn man die konfliktlos desinteressierten Personen berücksichtigt, ist das Phänomen so häufig, dass man sich fragen kann, ob hier nicht etwas Normales pathologisiert wird. Angesichts der sichtbar sexualisierten Öffentlichkeit wird die Lust zum neuen Rätsel: Wieso entfaltet sie sich nicht, obwohl ihr alle Türen offenzustehen scheinen? Welcher Art ist diese Differenz zwischen erlebter Lustlosigkeit und gewünschter sexueller Lust?

Die diagnostisch-taxonomischen Analysen (Graham et al. 2004; Basson 2000) haben dazu nur sehr vorläufige Klarheit gebracht. Das liegt nicht zuletzt daran, dass die krankheitstheoretischen Konzepte auch zeitgeschichtlichen Einflüssen des jeweiligen theoretischen Mainstreams unterliegen, wie sich etwa an den jeweiligen nosologischen Neufassungen der Symptomatik im diagnostisch-statistischen Manual (DSM) der American Psychiatric Association zeigt (Clement 2014a). Nach einer eher konfliktorientierten Fassung im DSM-III von 1980 (»Sexual inhibition«) ging das DSM-IV (1994) mit der Erfindung des Begriffes »Hypoactive Sexual Desire Disorder« (HSDD) zum Verständnis eines Aktivitätsmangels über. Die aktuelle Version des DSM-5 (2013) bringt mit dem Begriff »sexual interest« den optionalistischen Aspekt der Wählbarkeit ins Spiel.[53]

Dieser Ungenauigkeit auf der begrifflichen und auf der inhaltlich-phänomenalen Ebene möchte ich mit zwei Unterscheidungen nachgehen:

1) begriffslogisch: Meint »Lustlosigkeit« eine passive oder aktive Negation von Lust?
2) psychologisch: Handelt es sich um eine Symptomatik des Mangels oder der Ambivalenz?

(1) Passive oder aktive Negation von Lust

Die passive Negation einer Aussage oder eines Begriffs meint die einfache Verneinung, die aktive Negation bezeichnet die Bejahung des Gegenteils (Elster 1984). Zum Beispiel ist »kein Streit« eine passive Negation, »Harmonie« dagegen eine aktive Negation von Streit. Im Begriff der Lustlosigkeit wird vordergründig eine passive Negation von Lust beschrieben: Die Lust ist nicht da. Allerdings bleibt die Abwesenheit von Lust nur so lange eine sinnvolle Beschreibung, wie der Kontext die Anwesenheit von Lust überhaupt nahelegt, in einer sexuell konnotierten Situation also. Ein »Nein« zur erwarteten oder naheliegenden Lust ist in der passiven Form nur vorstellbar in einer Verneinung der sexuellen Bedeutung des Kontextes. Erst wenn der Kontext – z. B. eine Verführungssituation oder ein erotisches Angebot – als solcher wahrgenommen wird, kann die Lust aktiv negiert werden, etwa mit der Haltung: »Ich will mich nicht auf Sex einlassen, sondern etwas anderes (schlafen, ein Buch lesen etc.).« Oder: »Ich lasse mich auf Sex ein, aus Gefälligkeit, aber nicht aus Lust.«

(2) Mangel oder Ambivalenz

Auch unter dem thematisch verwandten, durchaus strittig diskutierten Phänomen der Asexualität (Bogaert 2006) wird kontrovers gefragt, ob es eine konfliktfreie Lustlosigkeit als Mangelsymptom überhaupt gibt oder ob es sich bei der Äußerung von Menschen, die – subjektiv wahrhaftig – beschreiben, dass sie auf niemand und

53 Das macht es schwer, von einem gültigen Begriff auszugehen. Zur Vermeidung terminologischer Verwirrung wird im Folgenden »Lustlosigkeit« als zusammenfassendes Label für »Hypoactive Sexual Desire Disorder«, »asexuality«, »lack of desire/interest«, Luststörung verwendet.

nichts unter keinen Umständen sexuell ansprechbar seien, nur um eine psychodynamisch gelungene Abwehrleistung handelt, durch die die Lust manifest nur deshalb nicht zu erkennen ist, weil sie latent kompensiert ist.

Selbstbeschreibungen der Lustlosigkeit

Ist in der Selbstbeschreibung einer sexuellen Luststörung ablesbar, ob sie von den Betroffenen als Mangel oder ambivalent erlebt wird? Zur Illustration ein paar sinngemäß gekürzte Beispiele aus der sexualtherapeutischen Praxis:

- *»Ich habe keine Lust auf Sex. Aber mit meinen fehlenden Wünschen bin ich unzufrieden.«*
- *»Ich möchte schon Lust haben, aber solange ich keine Lust habe, will ich mich nicht auf Sex einlassen.«*
- *»Ich will schon, aber ich kann eben nicht.«*
- *»Ich lasse mich dem Partner zuliebe auf Sex ein.«*
- *»Es ist doch normal, Lust zu haben. Ich möchte normal sein.«*
- *»Ich weiß nicht, worauf ich Lust habe.«*
- *»Mit mir stimmt etwas nicht, wenn ich keine Lust habe.«*

In diesen Symptombeschreibungen ist, explizit jedenfalls, keine Ambivalenz erkennbar. Vielmehr werden Kompetenzdefizite, Kompromisse, Wünsche, Unzufriedenheitsäußerungen benannt. Sie bewegen sich durchweg in einer eindimensionalen Logik des Mangels: Die Lust wird als fehlend beschrieben. Das spräche zunächst dafür, die Lustlosigkeit als Mangelsymptomatik zu betrachten, als passive Negation von Lust.

Dieses Fehlen könnte aber auch das Ergebnis eines psychodynamischen Prozesses sein, durch den die Lust nicht mehr wahrnehmbar ist. Danach läge der scheinbar »stillen« Symptomatik kein einfacher Mangel an Lust zugrunde, sondern eine Dynamik ambivalenter Wünsche, die sich gegenseitig so blockieren, dass die aktive Lust latent bleibt. Plausibel würde das durch folgende Überlegung: Eine Seite der Ambivalenz wird bewusst wahrgenommen, die andere Seite wird dem Bewusstsein ferngehalten, weil sie als bedrohlich erlebt wird. Folgt man dieser Überlegung, stellt sich die Frage, welche empirischen Hinweise es gibt, die über eine willkürliche Interpretation hinausgehen?

Ich will die These therapeutisch und empirisch begründen, dass der qualitativ und graduell sehr unterschiedlich erlebte Leidensdruck wegen der nicht zugänglichen sexuellen Lust sich in den meisten Fällen als Ergebnis einer ambivalenten Motivation interpretieren lässt, die im Kern lautet: »Ich will die Lust haben, vor der ich mich zugleich aber scheue.« Eine Seite der Ambivalenz wird bewusst wahrgenommen, die andere Seite wird dem Bewusstsein ferngehalten, weil sie als bedrohlich erlebt wird. Um welche Bedrohungen handelt es sich?

Als therapeutischer Beleg für die Ambivalenz-These mag die Auswertung des ISS (Ideales Sexuelles Szenario) dienen, das ich für die Systemische Sexualtherapie entwickelt habe (Clement 2004).

Exkurs: Das Ideale Sexuelle Szenario (ISS)

Beim ISS bekommen die Partner die Aufgabe, die für sie ideale, also optimal erregende und subjektiv stimmig erlebte sexuelle Begegnung zu fantasieren und aufzuschreiben. Das soll individuell und ohne Rücksicht auf die vermutete Reaktion des Partners geschehen. Das Szenario wird in einen Briefkuvert verschlossen. In der nächsten Sitzung wird dann verhandelt, ob die Partner ihr ISS offenlegen oder nicht. Bei diesem Verhandeln geht es um die affektiv brisante Frage, ob sich die Partner mit ihren potenziell heiklen Fantasien vor dem andern exponieren und dessen unvorhersehbare Reaktion in Kauf nehmen wollen. Dabei wird auch Scham aktualisiert: Was mag der Partner über mich denken? Wie wird er/sie mich als Mann/als Frau bewerten? Je nachdem, wie bedrohlich diese Befürchtung ist, wird entweder das ISS bereits beim Aufschreiben so zensiert, dass es »korrekt« ist und weder für den Autor noch für den Partner eine Bedrohung darstellt. Oder es wird nicht offengelegt und bleibt geheimnisvoll im Kuvert.

Instruktion des ISS

a) Das ISS ist eine konfrontierende Intervention. Es thematisiert das sexuelle Profil einer Person oder – stark ausgedrückt – die sexuelle Person, nicht einfach eine nette Szene, die die Partner einmal ausprobieren könnten. Im Sinne der Unterscheidung zwischen Spiel und Ernst ist sie *ernst*, weil sie eine irreversible und gültige Aussage intendiert und keine experimentierende Aufgabe darstellt (»gesagt ist gesagt«, nicht: »schauen wir mal«). Deshalb muss sie in der Form, im Tonfall und in der Begründung ernst präsentiert werden.

b) Das ISS muss *begründet* werden. Die »egoistische« Vorgabe (»Stellen Sie sich vor, der Partner hätte nichts zu sagen ...«) ist für die meisten Partner überraschend und konträr zu ihrer mitgebrachten Einstellung, dass Rücksicht auf den Partner ein hohes Gut sei. Zur Begründung gehört das Axiom der Therapie, dass die Differenz der Partner ein zentrales Thema ist.

c) Das ISS fokussiert auf die Beschreibung auf der *Verhaltensebene*, nicht auf der Gefühlsebene. Diese Ebene ist i. d. R. konfrontativer und schwieriger als letztere. Gefühle (der Stimmigkeit, der Befriedigung) sind Vorgabe (!) des ISS, erst in der sexuellen Interaktion, im Verhalten zeigt sich das persönliche sexuelle Profil.

d) Die Ausarbeitung des ISS muss *verbindlich* verabredet werden. Dem Paar wird zunächst das ISS erläutert und dann werden beide Partner gefragt, ob sie zusagen, ihr ISS bis zur nächsten Sitzung zu erstellen. Verbindlichkeit ist nicht gegeben, wenn ein Partner zusagt, er wolle es »versuchen« oder es zusagen, wenn er »dazu komme«. Solche Formulierungen verweisen auf eine Ambivalenz, für die eine Hintertür offengehalten werden soll. In solchen Fällen ist es ratsam, die Aufgabe aktiv zurückzuziehen und auf eine spätere Sitzung zu verschieben.

e) Die Verabredung über das *weitere Vorgehen* mit dem ISS ist essenziell. Insbesondere die Regel, dass jeder Partner zu jedem Zeitpunkt allein entscheidet, ob er sein ISS offenlegt, sollte besonders betont werden. Das Verhandeln, was damit geschieht, ist mindestens so wichtig wie das Aufschreiben.

f) In Bezug auf den Inhalt des ISS und seine eigene Neugier ebenso wie in Bezug auf das Offenlegen oder das Verschlossenhalten hat der Therapeut eine *neutrale Position* einzunehmen. Auf keinen Fall darf der Therapeut als Advokat der partnerschaftlichen Offenheit auftreten.

g) Der Therapeut darf das ISS nur dann anwenden, wenn er das möglicherweise entstehende *Spannungsniveau ertragen* und produktiv nutzen kann, das in dieser Intervention liegt.

Auswertung des ISS

Der Umgang mit dieser Aufgabe ist so unterschiedlich, wie Paare unterschiedlich sind. In der Gestaltung der Aufgabe inszeniert das Paar seine erotische Choreografie. Nicht nur, was aufgeschrieben wird, sondern wie mit der Aufgabe umgegangen wird, zeigt den Zugang zur Mann-Frau-Dramaturgie des jeweiligen Paares. Umso mehr ist hier vom Therapeuten Neutralität bei gleichzeitigem Interesse an dem Paar gefragt.

Bei der Auswertung des ISS sind verschiedene Fragen zu berücksichtigen:

- Wie wird die Aufgabe *verstanden*? Die Aufgabe kann zu teilweise unglaublichen Missverständnissen führen, wie sie überhaupt aufzufassen sei. Partner können also die Aufgabe so verstehen oder missverstehen, dass sie sie noch erträglich finden bzw. vollkommen unerträglich finden, um sie deswegen begründet abzulehnen.
- Wird die Aufgabe überhaupt *durchgeführt?* (Partner finden unterschiedliche Gründe, die sie daran gehindert haben, die Aufgabe durchzuführen.)
- Wie wird mit dem Schweigegebot bis zur Folgesitzung umgegangen? Wird – entgegen der Instruktion – mit dem Partner über die Übung *gesprochen* oder wird ihm das aufgeschriebene Szenario gezeigt? (Partner können sogar auf die Idee kommen, die Aufgabe gemeinsam (!) durchzuführen.)
- Wie wird in der folgenden Sitzung mit den *Vermutungen und Befürchtungen* umgegangen, was der Partner aufgeschrieben haben und wie er auf das eigene Szenario reagieren könnte?
- Wie wird verhandelt, ob das Szenario überhaupt *offengelegt* wird, wenn ja, unter welchen Bedingungen und – wenn beide offenlegen – in welcher Reihenfolge?
- Wie wird mit den *emotionalen Reaktionen* nach der Offenlegung (oder der Entscheidung, nicht offenzulegen) umgegangen?

Für die therapeutische Haltung bei der Auswertung seien einige Aspekte des ISS hervorgehoben.

Das ISS ist eine Selbstaussage, kein Appell. Die Auswertung des ISS erfordert vom Therapeuten eine strenge Unterscheidung dieser beiden Aspekte. Der Partner, der sein ISS offenlegt, sagt damit etwas über sich. Es kommt vor, dass in das ISS Appelle hineingewoben werden und/oder dass der zuhörende Partner einen Appell heraushört. Hier muss der Therapeut gegebenenfalls stark intervenieren und richtigstellen, weil sonst das ISS lediglich die Einladung zum Wiedereinstieg in einen weiteren Vorwurfs- und Defizitzirkel wird.

Das ISS prüft die Selbstvalidierung beider Partner. Sein ISS offenzulegen und das ISS des Partners zur Kenntnis zu nehmen, erfordert ein hohes Maß an Konfrontationsbereitschaft. Auf der Seite des offenlegenden Partners erfordert es Mut, Farbe zu bekennen. Auf der Seite des zuhörenden Partners besteht die Kunst darin, das ISS des Partners »nicht persönlich« zu nehmen. Das ISS hat, richtig verstanden, nur mit seinem Autor etwas zu tun, nichts mit dem Zuhörer. (»Das ist sein Problem«, kommentierte eine Klientin hart, aber zutreffend das ISS ihres Partners.) Da es aber gleichwohl schwer vermeidlich ist, dass der Zuhörer daraus Schlüsse für sein eigenes Verhalten zieht und für die Bedeutung, die er für den Partner hat, ist es Aufgabe des Therapeuten, die erwartbaren Partnerkommentare eher zu bremsen, insbesondere diejenigen, die die jetzt offene sexuelle Differenz wieder minimieren wollen.

Ob das ISS eine Fantasie oder ein Wunsch ist, bleibt offen. Nicht jedes ISS ist ein Wunsch, der auf Realisierung drängt. Das sollte der Therapeut deutlich machen, wenn aufseiten des Zuhörers die Gefahr besteht, das ISS als Appell, als Aufforderung mit einem Erwartungsdruck zu verstehen. Zugleich darf die Möglichkeit, das ISS als Wunsch zu verstehen, nicht ausgeschlossen werden. Es gehört zur Auswertung nach der Offenlegung, wie der Autor sein ISS verstehen will.

Der Therapeut hat die Verantwortung für die Aufgabe, die Klienten haben die Verantwortung für den Inhalt des ISS und die Entscheidung, es offenzulegen oder nicht. Da die Offenlegung des ISS folgenreich sein kann, muss der Therapeut bereits bei der Instruktion klarmachen, worin seine Verantwortung liegt und worin die seiner Klienten. Der Therapeut hat die Verantwortung für die Indikation, die genaue Instruktion und die Auswertung des ISS. Nach dem Vorschlag zum ISS durch den Therapeuten und der verbindlichen Verabredung geht die Verantwortung für den Inhalt, seine Offenlegung und deren Folgen an die Klienten. Dies ist essenziell, damit der Therapeut bei affektiv kritischen Situationen während der Auswertung nicht in eine Zauberlehrlings-Situation kommt, in der er die Geister der Differenzierung, die er rief, nicht mehr loswird.

Der letzte Punkt der therapeutischen Verantwortung bringt uns noch einmal auf die Person und die Haltefähigkeit und Angsttoleranz des Therapeuten zurück. Er kann therapeutisch nur die Situation professionell behandeln, die er auch persönlich durchstehen würde. Das ISS ist eine intensive und risikoreiche Intervention, die ihre Kraft nur dann entfalten kann, wenn der Therapeut in einer affektiv spannungsreichen Situation handlungsfähig bleiben kann.

Dabei ist der Reiz der ISS-Verhandlung zum einen die Grenzüberschreitung zwischen dem, was zur offen kommunizierten Paar-Kultur passt, und dem, was in der Subkultur der individuellen sexuellen Fantasien lebt. Ihr Leitbild ist das reflektierte, kommunikative, demokratische Paar, das eine romantische Sexualität lebt oder jedenfalls leben will. Sie soll fair sein, gegenseitig, egalitär, respektvoll, nicht besitzergreifend, Autonomie gewährend, nicht instrumentalisierend, nicht objektivierend, gewaltfrei, liebevoll. All das, was Partner wollen sollen.

In der Tat decken sich diese Werte mit einem Teil unserer sexuellen Wünsche. Unser sexuelles Potenzial ist freilich viel älter als unsere demokratischen Errungenschaften. Und unser Unbewusstes ist nicht zivilisiert (sonst bräuchte es ja gar nicht unbewusst zu sein). Es beinhaltet auch »inkorrekte«, also undemokratische und unromantische Wünsche, z. B. Wünsche nach Territorialität (»Du gehörst mir«), nach Dominanz (»Ich ficke dich!«), nach Submissivität (»Ich will dir gehören!«) oder Objektivierung (»Ich benutze dich!«). Diese Motive sind in Tabelle 14 gegenübergestellt.

Demokratisch-romantische Werte	Archaische Motive
Teilen	Besitzen
Egalität	Dominanz/Submissivität
als Subjekt wahrnehmen	als Objekt benutzen
lieben	begehren
sich gegenseitig körperlich lieben	den Partner ficken
Grenzen respektieren	Grenzen überschreiten
gewaltfrei, friedlich	gewaltsam, aggressiv

Tab. 14: Werte und Motive

Zwei Systeme: Werte und Begehren

Der empirischen Fundierung dieser Wünsche sind in den letzten Jahren nicht Psychotherapeuten, sondern Laborforscherinnen nachgegangen. Dabei hat sich die Forschung in der Nach-Viagra-Zeit weitgehend zunächst auf das weibliche Begehren konzentriert. Ich gehe deshalb zunächst auf die Forschung über weibliche Sexualität ein und lasse die Möglichkeit offen, wieweit die an Frauen gewonnenen Ergebnisse auch auf Männer anwendbar sein könnten.

Vor allem Meredith Chivers (Chivers a. Bailey 2005; 2010) und Ellen Laan (Laan, van Driel a. van Lunsen 2008) stießen auf das eigenartige Phänomen, dass beim Vergleich der subjektiven und objektiven Reaktionen auf Sexfilme sich bei Männern eine große Übereinstimmung zeigte, während bei Frauen die subjektive Bewertung (»desire«) der Filme als erregend und die objektiven Parameter der genitalen Durchblutung (»arousal«) nur wenig korrelierten. Frauen konnten also mit einer verstärkten genitalen Durchblutung auch dann reagieren, wenn sie die Sexfilme als wenig erregend oder gar abstoßend empfanden.

Chivers diskutiert, ob für die subjektive und objektive Erregung möglicherweise zwei unterschiedliche Regulationssysteme zuständig sind (Chivers et al. 2010). Demnach orientiert sich die objektive Erregung an der *Wahrscheinlichkeit* einer sexuellen Interaktion, die subjektive Erregung dagegen an der *Bewertung* dieser Interaktion.

Für das Regulationssystem des Arousal wird eine verhaltensbiologische Erklärung vorgeschlagen, derzufolge in der Gattungsgeschichte sexuelle Interaktionen häufig mit Gefahr und Gewalt verbunden waren. In diesem vor-romantischen Kontext war die Lubrikation nicht nur als Ausdruck von Erregung zu verstehen, sondern – im Fall eines erzwungenen Geschlechtsverkehrs – auch als Schutz vor Mikroläsionen, die bei trockener Scheide wahrscheinlicher waren. Frauen, die leichter lubrizierten, waren also weniger verletzungs- und infektionsgefährdet[54].

Das Regulationssystem der subjektiven Erregung (»desire«) ist stärker kultur- und werteabhängig und damit auch bewusstseinsnäher. Es orientiert sich daran, wieweit sexuelle Begegnungen mit dem

54 Die Erklärung ist freilich begrenzt. Sie würde nicht erklären, warum es bei männlichen Initiativen zu einem »friedlichen« Geschlechtsverkehr oft nicht zur Lubrikation kommt.

eigenen Frauenbild übereinstimmen. Dabei mischen sich sexuelle und nicht sexuelle Motive.

Marta Meana (2010) unterscheidet ebenfalls zwei Systeme: Ein »Lustsystem« reguliert, was Frauen tatsächlich erregt, unabhängig von der Bewertung. Als Beispiele nennt sie Sex mit Fremden, Sex in der Öffentlichkeit oder mit mehreren Männern. Ein »Wertesystem« reguliert, was Frauen erregen soll, abhängig von kulturellen und individuellen Standards (zum Beispiel Intimität, bezogener Sex).

Ich möchte die von Meana nicht weiter vertiefte Unterscheidung aufgreifen und im Folgenden mit ein paar systemtheoretischen Überlegungen differenzieren (Tab. 15).

Das Wertesystem lässt sich als psychisches System beschreiben, dessen Leitunterscheidung die Differenz zwischen erwünscht und unerwünscht ist. Es ist über Selbstbeobachtung und Reflexion zugänglich und damit ist es auch intentional veränderbar. Es kann dabei zu (Werte-)Konflikten kommen, die systemintern reguliert werden.

Das Lustsystem als biologisches System funktioniert unwillkürlich, damit weitgehend unbewusst und ist auch nicht ohne Weiteres intentional veränderbar. Seine Leitunterscheidung ist die Differenz zwischen lusterregend und nicht erregend.

	Wertesystem	**Lustsystem**
Systemtyp	psychisch	biologisch
Leitunterscheidung	erwünscht/unerwünscht	erregend/ nicht erregend
Messung	Interview	Messgeräte oder Interpretation
Bewusstheit	bewusst zugänglich	teils unbewusst, teils bewusst
Veränderbarkeit	willkürlich, veränderbar	unwillkürlich, nicht direkt veränderbar
operatives Prinzip	Bedeutung	Erregung

Tab. 15: Wertesystem und Lustsystem

Lustsystem und Wertesystem lassen sich als zwei autonome, also operativ geschlossene Systeme interpretieren, die aber strukturell gekoppelt sind. Die beiden Systeme sind kategorial und funktional unterscheidbar, gleichzeitig sind sie verbunden in dem Sinn, dass jedes

System für das andere »Umwelt« ist, ohne die es nicht funktionieren könnte. Anders ausgedrückt: Auch wenn die Verbindung der beiden Systeme weder deterministisch festgelegt noch zufällig ist (doppelte Kontingenz), sind beide für ein Verständnis des sexuellen Begehrens unverzichtbar.

Durch ihre strukturelle Kopplung können sie sich gegenseitig beleben. Das Wertesystem erhält durch das Lustsystem erst seine Energie, Lebendigkeit, sein Embodiment. Das Lustsystem bezieht erst durch das Wertesystem Bedeutung und kommunikative Relevanz (Tab. 15).

So kann es sein, dass eine Frau sich einen ihrem Wertesystem passenden Wunsch zulegen möchte (z. B. »ich möchte meinen Partner mehr begehren« oder »Sex gehört in einer Ehe dazu«), der aber in ihrem Lustsystem keine Resonanz findet (»ich spüre aber kein Begehren«). Das Lustsystem »versteht« den Wunsch in seinem internen Operationsmodus nicht. In einer anderen Situation kann dieselbe Frau von ihrem Lustsystem Impulse bekommen, die sie scharfmachen, zugleich aber auch ängstigen (z. B. Sex mit einem Fremden) oder durch Gefühle von Scham blockiert werden, weil sie ihrem Wertesystem widersprechen. Beide Systeme können sich also gegenläufige Handlungsimpulse nahelegen[55].

Wenn sich die beiden Systeme gegenseitig blockieren oder sie nicht anschlussfähig kommunizieren, führt das auf der Verhaltensebene dazu, dass »nichts passiert«, also weder sexuelle Initiative ergriffen noch eine sexuelle Initiative des Partners positiv angenommen wird, selbst wenn der Leidensdruck ausgeprägt ist und Änderungswünsche deutlich sind. Es entwickelt sich ein Gefühl unbefriedigender Lustlosigkeit, die wie ein Mangel-Symptom aussieht. Auf der latenten Ebene blockieren sich zwei starke Impulse, die beiden Seiten der Ambivalenz, was für die Betroffenen so lange rätselhaft bleibt, wie die Ambivalenz nicht eingestanden wird.

---

55 Teilweise erinnert diese Dynamik an den klassischen Konflikt zwischen Über-Ich (Wertesystem) und Es (Lustsystem), den die frühe Psychoanalyse in ihrem topischen Modell beschrieben hat. Die Parallele ist freilich begrenzt: Zum einen war die Konzeption des Über-Ich, wie sie Freud vor weit über 100 Jahren konzipierte, eine durchweg asexuelle, ja anti-sexuelle Instanz. Davon ist bei dem durchaus sexualfreundlichen »Wertesystem« nicht mehr die Rede. Zum andern ist durch die aktuellen Labor-Forschungen und auch durch Studien zu sexuellen Fantasien der Blick auf das »Lustsystem« differenzierter, als Freud sich das dämonisierte »Es« vorstellte.

	Lustsystem: erregend	**Lustsystem: nicht erregend**
Wertesystem: erwünscht	*lustvoll befriedigende sexuelle Aktivität*	*Sex aus nichtsexuellen Motiven (Bindung, Narzissmus ...)*
Wertesystem: nicht erwünscht	*Sex bleibt in der Fantasie (ichdyston) oder unbewusst*	*ichsyntone sexuelle Inaktivität*

Tab. 16: Interaktion von Wertesystem und Lustsystem

Meana (2010) stellt fest, dass sich im Konfliktfall die meisten Frauen für die Imperative des Wertesystems entscheiden. Das würde verständlich machen, warum Frauen zufrieden sein können mit Sex, der sie nicht antörnt, und warum sie in Beziehungen bleiben, die sie sexuell nicht antörnen. Nach dieser Überlegung »opfern« diese Frauen ihr Begehren den Beziehungswünschen.

Paardynamik der Ambivalenz: Abwehrbündnis und Kollusion

Bisher hatten wir die individuelle Dynamik der Ambivalenz betrachtet. Gerade die sexuelle Lustlosigkeit spielt sich fast immer auf paardynamischem Terrain ab. Dabei ist die interessante Frage, wie sich die Imperative des Wertsystems und des Lustsystems verbinden. Dabei gibt es zwei prinzipielle Möglichkeiten, das Abwehrbündnis und die Kollusion.

Im Abwehrbündnis verbünden sich die beiden Partner auf der Basis des gemeinsam bejahten Wertesystems gegen die Bedrohung des Lustsystems. »Bedrohung« ist freilich aus der Sicht eines externen Beobachters (Therapeuten) beschrieben. Im bewussten Erleben der Partner muss die Bedrohung nicht unmittelbar erlebt werden. Vielmehr erleben die Partner die Lust als abwesend und verstehen nicht, warum sie nicht von selbst mit der Liebe kommt.

Ein Beispiel ist das Paar Nicole und Ernst, die sich beide früh gefunden und schnell geheiratet haben. Beide waren lange in christlichen Jugendgruppen aktiv, wo sie sich auch kennengelernt hatten, und sie sind beide bekennend gläubige Christen. Dass sie in den ersten Jahren so gut wie keine Sexualität hatten, war für beide eine Zeit lang erträglich, weil sie in dem Glauben lebten, Gott werde ihnen einen Weg weisen. Sie begrenzten sich auf vorsichtiges Petting, nichtgenitale Zärtlichkeiten nahmen einen großen Raum ein und waren beiden sehr wertvoll. Grund für die sexuelle Vermeidung war Nicoles schwer nachvollziehbare Verletzungsangst bei der Penetration. Reale körperliche Schmerzen waren nie vorgekommen, ebensowenig eine vaginistische Verkrampfung. Ernst war immer sehr vorsichtig darauf eingegangen, die wenigen Versuche hatten sie aber abgebrochen. Das Paar verbrachte immer viel Zeit miteinander und beide empfanden eine enge Verbundenheit und das Glück, im andern den Partner fürs Leben gefunden zu haben. Eine Therapiemotivation entwickelte sich erst, als bei beiden der Kinderwunsch auftauchte. Eine vorausgegangene Sexualtherapie (bei einer mir bekannten, sehr kompetenten Kollegin) hatten sie nach zwei Sitzungen abgebrochen, die Therapeutin sei nicht genügend auf ihre Gefühle eingegangen.

Beide waren zu Beginn hoch motiviert. Mit beiden waren biografische Hintergründe, Paardynamik und der Mechanismus der Symptomstabilisierung gut und einfühlsam zu besprechen und es schien sich eine gute Arbeitsbeziehung abzuzeichnen. Mit der ersten Sensate-Focus-Aufgabe tat sich das Paar noch leicht: Angesichts des vorangegangenen Therapieabbruchs war ich vorsichtig mit der Verschreibung eines zweiten Schritts gewesen, der das passagere Einbeziehen des Genitalbereichs beim Streicheln beinhaltete. Gleichwohl wendete sich das Blatt. Sie brachen zweimal die Übung ab, zunächst verbunden mit Selbstvorwürfen von Nicole. In der fünften Sitzung stellte das Paar den Therapieansatz infrage, bewertete die Übungen als unpassend (»zu mechanisch«) und stellte infrage, ob ich sie verstanden hätte. Sie vermissten das tiefere Verständnis. Unausgesprochen lag die Möglichkeit eines erneuten Therapieabbruchs in der Luft.

In dieser Phase war das Abwehrbündnis überdeutlich: Das Paar fühlte sich durch die Übungen bedroht. Obwohl beide – auf der bewussten Ebene – Schritte aus der Gefangenschaft ihrer begrenzten Sexualität machen wollten, aktivierten die körpernahen Erfahrungen mit den Übungen offenbar Ängste und aversive Affekte, die zwar nur Nicole zu spüren schien, mit denen Ernst sich aber identifizierte, als ob es seine eigenen Gefühle wären. Ich wurde als therapeutischer »Angreifer« erlebt. Der Hinweis auf das tiefere Verständnis war ein Appell »zurück zum Problem« oder »nicht so schnell«. Dieser kritische Punkt in der Therapie war nur dadurch zu überwinden, dass ich in den

Folgesitzungen sehr genau mit dem Paar durchsprach, was in der jeweiligen Sitzung der passende nächste Schritt sein könnte und auf einen langsamen Prozess setzte. Erst dadurch wurden für das Paar Differenzierungsprozesse möglich, also die Erfahrung, unterschiedliche Wünsche zu artikulieren, ohne dass es der Partner als Bedrohung für die Beziehung erlebte.

Abwehrbündnis und Kollusion unterscheiden sich (unter anderem) in der Art und Weise, wie das therapeutische Dreieck (zwei Partner und der Therapeut) sich organisiert. Dreiecksbeziehungen sind selten äquidistant, sondern haben die Tendenz, sich in 2:1-Konstellationen zu formieren, indem zwei Akteure sich gegen den dritten verbünden oder – weniger zugespitzt – sich zwei einander näher fühlen als diese beiden sich zum Dritten.

Im Fall des Abwehrbündnisses schließt sich das Paar gegen den Therapeuten zusammen.

Angesichts einer ambivalenten Veränderungsmotivation formiert sich das meist so, dass beim Therapeuten einseitig Veränderungsabsichten wahrgenommen werden, die sich gegen das Anliegen, die Empfindlichkeiten oder Ängste des Paares richten. Der Therapeut seinerseits kann das als Widerstand erleben und muss diesen respektieren, statt seinerseits verstärkt auf Veränderung zu drängen.

Im Falle der Kollusion versucht ein Partner, mit dem Therapeuten ein Bündnis gegen den andern Partner einzugehen, etwa indem er die Position vertritt, die er beim Therapeuten vermutet, sich in eine Kotherapeuten-Position begibt und damit den Partner indirekt als denjenigen behandelt haben möchte, der gestört ist und deshalb Therapie besonders nötig hat.

In beiden Fällen handelt es sich um die Externalisierung einer Ambivalenz: Die ungeliebte oder bedrohliche Seite der Ambivalenz wird einer anderen Person (beim Abwehrbündnis dem Therapeuten; bei der Kollusion dem Partner) angelastet und dort abgewertet.

Wir sind bei der Analyse der Ambivalenz und der »anderen Seite« der Lust damit in einem therapeutisch nicht ganz einfachen Feld angekommen. Das ist aber unvermeidlich angesichts des bedrohlichen Potenzials, sich der unbewussten Seite der Lust zu nähern. Einfache sexpositive Ermunterungen sind kaum ausreichend und oft unangemessen.

Therapeutische Wege gehen paartherapeutisch über die Analyse der Beziehungsangebote (s. Kap. 8) oder einzeltherapeutisch über die Arbeit mit Fantasien (Perel 2006; Eck 2013, 2014, 2016; Kleinplatz 2012c; und Kap. 10 dieses Buches).

Das erfordert nicht nur Geduld, sondern bei Klienten wie Therapeuten ein hohes Maß an Mut zu unvorhersehbaren Verläufen – sowie Neugier auf die Ressourcen dieser Ambivalenz.

8 Sexuelle Beziehungsangebote – Geben und Nehmen

> »Die wechselseitige Durchdringung der Körper, die beim sexuellen Akt erforderlich ist, macht seine unendlichen Variationen ideal passend, um Sehnsüchte, Befürchtungen, Konflikte und Verhandlungen in den Beziehungen zwischen uns selbst und anderen zu repräsentieren. Sexuelle Erfahrungen werden machtvolle Organisatoren von Grenzen und Selbst-Repräsentationen. Körperliche Empfindungen und sinnliche Freuden zeichnen unsere Haut, unsere Außengrenze, und die Dialektik körperlicher und sexueller Intimitäten setzen uns aus und positionieren uns zum Anderen: Über, unter, in, drumherum, gegen, zurückweichend, kontrollierend, anbetend, hingerissen und so weiter« (Mitchell 2004, S. 59).

Das wäre was. Wenn es nur immer so wäre, wie der Psychoanalytiker Stephen Mitchell in seinem Buch »Kann denn Liebe ewig sein?« programmatisch schreibt!

In der Tat: Sexuelle Partnerschaften versprechen die Befriedigung zentraler Bedürfnisse – und lösen sie hin und wieder sogar ein. Dieses Versprechen hat freilich seinen Preis in der Verletzbarkeit dieser Bedürfnisse. Wer begehrt, ist kränkbar. Das Spektrum der Kränkungen ist groß. Es berührt und gefährdet Wünsche nach Intensität, Bindung, Gesehenwerden, Einzigartigkeit, körperlicher Befriedigung, Trost, um nur einige zu nennen.

Zwei prototypische Kränkungen spielen beim emotionalen Austausch der Partner eine zentrale Rolle:

1) Ich bekomme nicht, was ich brauche oder ersehne.
2) Was ich zu geben habe, möchte mein Partner nicht annehmen.

Dorothy Tennov (1981) stellt diese beiden Kränkungen in den weiteren Rahmen partnerschaftlicher Wünsche. Sie sagt: Wir suchen Partner, die (a) unsere Schwächen kompensieren und (b) unsere Stärken schätzen. Dabei unterscheidet sie zwei Prozesse, die zur Befriedigung führen können:

- importieren: die Befriedigung, wenn wir Eigenschaften beim Partner finden, die unsere unterentwickelten Seiten ausgleichen;

- exportieren: das erhöhte Selbstwertgefühl, wenn der Partner das will, was wir anzubieten haben.

Die Import-Export-Metapher bietet ein fruchtbares Bild, weil sie auf das Risiko verweist, wenn die Bilanz zwischen den Partnern zu sehr im Ungleichgewicht ist. Diese Metaphorik mag auf den ersten Blick zu kühl und rational erscheinen, um ein Geschehen zu analysieren, das potenziell weder kühl noch rational ist[56]. Es ist aber nicht zu unterschätzen, dass die Logik von Bilanzen und Handel und die ihr zugrunde liegende Beziehungsfigur des Gebens und Nehmens den Kern menschlicher Beziehungen ausmacht. Befriedigende Beziehungen setzen voraus, dass – nicht in jeder einzelnen Interaktion, aber auf lange Sicht – das Geben und Nehmen zwischen den Partnern einigermaßen ausgeglichen ist[57]. Wenn eine Seite zu schwach ist, können Konflikte entstehen: Vorwürfe, zu wenig zu bekommen, oder Schuldgefühle, zu wenig zu geben.

Die beiden genannten prototypischen Kränkungen lassen sich in dieser Sprache auch als negative Handelsbilanz lesen:

- als Import-Defizit, wenn die Einschätzung vorherrscht,
  - vom Partner zu wenig zu bekommen
  - etwas zu bekommen, das man nicht haben will
  - nicht das zu bekommen, worauf man glaubt, Anspruch zu haben
- als Export-Defizit, wenn die Einschätzung vorherrscht,
  - dem Partner nicht genug geben zu können
  - dem Partner nicht das geben zu wollen, was dieser möchte
  - dem Partner etwas geben zu wollen, was dieser nicht haben möchte.

56 Kurze Anmerkung einer epistemologischen Selbstverständlichkeit: Die phänomenale Ebene (hier: das unmittelbare sexuelle Erleben) und die analytische Ebene, mit der das Phänomen untersucht wird, sind voneinander unabhängig. Insbesondere ist die Perspektive des empathischen Einfühlens in das innere Geschehen des Erlebenden zu unterscheiden von der distanzierten Perspektive eines emotional nicht direkt involvierten Beobachters. Irrationales Geschehen kann und muss rational beschrieben werden, der Beobachter kann und muss in einem anderen Operationsmodus funktionieren als der Beobachtete. Sexualwissenschaft kann nicht von akut sexuell erregten Sexualwissenschaftlern betrieben werden. (Allerdings ist es nicht von Nachteil, wenn sie sexuelle Erregung aus eigenem Erleben kennen – aber sie müssen dazu eine beobachtende Distanz einnehmen können.)

57 Die kontextuelle Familientherapie von Boszormenyi-Nagy und Spark (1973) gründet ein ganzes Konzept auf diesen Ausgleich und die damit verbundenen Gerechtigkeitsvorstellungen.

Paardynamisch gesehen ist die Kränkung selten einseitig. Vielmehr halten sich die beiden Kränkungen gegenseitig am Leben. Wenn A das Gefühl hat, von B nicht genug oder das Falsche zu bekommen, kann B schwer damit leben, als der Partner gesehen zu werden, der nichts Wertvolles zu geben hat – und ist deswegen gekränkt. Dauerhafte Kränkungen sind immer beidseitig. Ein gekränkter Partner A und ein heiter ausgeglichener Partner B sind auf Dauer nicht vorstellbar, weil in der Kränkung von A immer auch ein Vorwurf an B kommuniziert wird, für diese Kränkung verantwortlich zu sein. Selbst wenn B sich an der Kränkung unschuldig fühlt, kann er auf den Vorwurf nicht nicht reagieren.

Monika und Peter hatten sich in den letzten Jahren mit einer niedrigfrequenten und von beiden als nur mäßig befriedigend empfundenen Sexualität arrangiert, ohne sich bewusst damit auseinanderzusetzen. Nachdem ein von Peter im Nachhinein als »Blödsinn« bagatellisierter Besuch einer erotischen Massage aufgeflogen war, geraten sie in eine aufgeladene Auseinandersetzung, eine Mischung von Vorwürfen und Selbstvorwürfen. Peter beklagt, dass sie seine Nähewünsche als egoistisch abgetan habe, obwohl ihr doch auch an Intimität und Nähe gelegen sei. Monika kommentiert das mit der enttäuschten Reaktion, mit seiner Bedürftigkeit habe er immer nur ihre Zuwendung haben wollen und auch bekommen. Sie sei dabei allerdings zu kurz gekommen. Ihre Wünsche nach Aufmerksamkeit habe er nicht beantwortet.

In der Verrechnungslogik sieht sich Monika im Plus. Aus ihrer Sicht hat sie mehr gegeben als erhalten. Das Maß der Frustration ist mit der Massage-Episode überschritten, und so erlebt sie sich von Herzen berechtigt, ihm Vorwürfe zu machen. Peter seinerseits sieht sich zwar teilweise als schuldig, er ist aber gekränkt, dass sie das, was er als Intimität erlebt hat und als ausgeglichen empfand, bei ihm nur als »Nehmen« bewertet hat.

Seine Kränkung resultiert aus dem nicht wertgeschätzten »Export« von Intimität und Nähe, ihre Kränkung aus dem fehlenden »Import« von aufmerksamer Zuwendung.

Wenn wir die Kränkung in einer Logik des Gebens und Nehmens analysieren, spielt die Verrechnung der getauschten »Güter« eine zentrale Rolle. Der Wert der »Güter«, die gegeben werden, ist subjektiv und kann von den beiden Partnern sehr unterschiedlich oder gar gegenteilig beurteilt werden. So kann es sein, dass der eine sich verpflichtet fühlt, etwas zu geben, was der andere gar nicht haben will. Oder der eine erlebt das als Zumutung, was der andere als »Geben« bewertet. Im obigen Fallbeispiel bewertet Peter seine intime Zuwendung auch als Geben, während Monika sie als bedürftiges Nehmen erlebt.

Geben und Nehmen: Form und Inhalt

Bisher hatten wir, ohne auf Details einzugehen, die möglichen Kränkungen unter dem inhaltlichen Aspekt betrachtet, also der Frage, *was* gegeben oder genommen wird. Von nicht geringerer Bedeutung ist die Differenzierung verschiedener Formen, also *wie* gegeben wird. Beim Geben lassen sich auf zwei Ebenen Unterscheidungen treffen:

a) geben wollen und geben können
b) schenken und hergeben

Geben wollen und geben können

Wenn jemand etwas »gibt«, setzt das voraus, dass er es überhaupt »hat«. Das ist im Fall materieller Güter meist einfach zu entscheiden, vorausgesetzt, die Eigentumsrechte sind klar. Wenn ich jemand ein Gemälde, ein Motorrad oder ein Stück Kuchen geben will, muss ich es zunächst einmal haben. In der sexuellen Interaktion geht es im Wesentlichen aber nicht um materielle, sondern um emotional relevante Güter, die körperlich vermittelt werden: Zuwendung, Bestätigung, Leidenschaft, Erregung. Der körperliche Akt ist zwar insofern materieller Natur, als zwei Körper interagieren. Er ist aber für sich genommen sinnfrei, wenn man ihn nicht als Kommunikation der Interakteure versteht.

Damit ist nicht unbedingt gemeint, dass mit dem sexuellen Akt nur schöne Gefühle ausgedrückt würden. Der Koitus und alle anderen sexuellen Begegnungsformen sind bedeutungsoffen: In einer sexuellen Begegnung können Zuneigung und Freundschaft, aber auch Verachtung und Hass, können Verehrung und Trost, aber auch Kalkül und Bestrafung, kann ein Dominanzanspruch, aber auch Unterwerfungsbereitschaft ausgedrückt werden. Je nach Beziehung und je nach Situation.

All diese Gefühle, die eine Person für einen Partner »hat«, kann sie in einer sexuellen Handlung »geben«, also kommunizieren. Das Besondere im Gegensatz zu materiellen Gütern, die weg sind, wenn man sie einmal gegeben hat, ist, dass emotionale Güter potenziell unbegrenzt sind. Meine Zuwendung habe ich immer noch, womöglich wächst sie sogar noch und wird größer, wenn sie auf eine entsprechende Resonanz gestoßen ist und positiv beantwortet wird.

Allerdings ist die Lage etwas komplizierter als beim materiellen Güteraustausch, weil Gefühle nicht statisch sind, sondern situationsabhängig aktiviert werden. Außerdem sind sie dem »Besitzer« nicht unbedingt bewusst und damit auch nicht ohne Weiteres frei verfügbar. Schließlich, und das ist der wichtigste Punkt, werden sie – völlig anders als bei materiellen Gütern – nicht als getrennt vom Besitzer erlebt. In einer »normalen«, also nicht weiter reflektierten sexuellen Interaktion überlegt sich eine Person nicht, ob sie Zuwendung (oder ein anderes Gefühl) zur Verfügung hat, und wenn ja, ob sie sie geben möchte. Vielmehr erlebt sie sich selbst in einem bestimmten, auf den andern gerichteten, z. B. zugewandten Zustand in dem Sinne, dass sie »zugewandt *ist*« und nicht »Zuwendung *hat*«.

Entsprechend erlebt der Partner nicht, dass er eine vom andern dissoziierte Zuwendung wie ein Objekt empfängt, sondern erlebt ihn als Person in einem zugewandten Zustand, in dem dieser »ist«. Mehr noch: Eine Zuwendung, die der Adressat als vom gebenden Partner dissoziiert einschätzt, empfindet er als unecht, als lediglich beziehungstaktisch eingesetzt (»Du tust ja nur so nett, weil du mit mir ins Bett willst«). Die Qualität der kommunizierten Gefühle bemisst der Adressat an der wahrgenommenen Glaubhaftigkeit[58] des gebenden Partners.

Mit diesen Überlegungen lässt sich die erste der oben genannten Kränkungen (nicht zu bekommen, was ich will) noch einmal genauer beschreiben. Ausbuchstabiert lautet sie:

»Ich befürchte oder bin sogar sicher, dass ich das, was ich brauche und ersehne, nur scheinbar bekomme, weil der Partner es nicht wahrhaftig für mich empfindet und deshalb nur vorgibt, es zu haben, um mich nicht zu enttäuschen.«

58 »Glaubhaftigkeit« klingt pathetischer, als es hier gemeint ist. Wilber führt in seiner Unterscheidung zwischen verstehen und messen unterschiedliche Wahrheitskriterien an. Während in der Logik des Messens die »Übereinstimmung zwischen Landschaft und Landkarte« das Wahrheitskriterium ist, entspricht dem in der Logik des Verstehens die »Glaubhaftigkeit des Kartographen« (Wilber 2001).

Ein Beispiel für diese Form der Kränkung in Sexual-Paartherapien ist die Frage nach der Glaubhaftigkeit des Begehrens. Auf eine zugespitzt pointierte Frage gebracht, die nicht in dieser Formulierung, wohl aber inhaltlich nicht selten gestellt wird: »Begehrst du mich noch oder fühlst du dich mir nur aus alter Gewohnheit geschwisterlich verbunden?«

Geben und hergeben

Soweit hatten wir den Aspekt des Geben-Könnens in den Blick genommen. Es ist vom Geben-Wollen schwer zu unterscheiden. Ob eine Handlung oder ein Gefühl als Verweigerung (nicht wollen) oder als Mangel (nicht können) erlebt wird, lässt sich oft nicht ohne Weiteres klären. So schwer Können und Wollen auf der inneren, motivationalen Ebene auseinanderzuhalten sind, so unterschiedlich sind die kommunikativen Folgen, je nachdem, ob ein Partner als unfähig, behindert oder ressourcenarm gesehen wird und demzufolge nicht geben *kann* – oder ob er als verweigernd, trotzig oder bösartig gilt, also so wahrgenommen wird, dass er nicht *will*.

Beide Modi legen unterschiedliche Beziehungsangebote nahe. Ein Partner, der kommuniziert, dass er nicht *kann* (z. B. kein Begehren zeigen, keine Erregung empfinden, keine Initiative ergreifen), macht ein Opfer-Angebot, das ihn in eine unschuldige Position bringt, und legt dem andern Rücksicht und Verzicht auf dessen Wünsche nahe.

Kommuniziert der Partner dagegen, dass er nicht *will*, macht er ein Täter-Angebot in dem Sinne, dass er Verantwortung für seine Verweigerung übernimmt, und legt dem anderen eine Auseinandersetzung nahe.

Soweit die Binnenlogik des Gebens und Nehmens, wenn wir es als Tauschgeschäft konzipieren. Formallogisch und spieltheoretisch handelt es sich um Nullsummenspiele, in denen der Gewinn des einen den Verlust des anderen bedeutet. Mit diesen Überlegungen bewegen wir uns in einer engen Welt des Gegenrechnens, in der das Geben des einen Partners immer eine Gegenseitigkeitsverpflichtung des andern bedeutet, in der kurze Feedbackschleifen dominieren, in der Geben und Nehmen einer Logik begrenzter Ressourcen folgen.

Aber!

Der kommunikative Kleinkrieg der Vorwürfe und des bitteren Einklagens, der betretenen Rechtfertigung und des verweigernden Trotzes ist auf dieser Ebene kaum zu lösen, jedenfalls nicht nachhaltig. Das zeigt Gottman (Gottman a. Silver 2014) in einer spieltheoretischen Analyse, deren Fazit darauf hinausläuft, dass bei einem Akzeptieren eines sexuellen Nein die langfristige Gewinn-Perspektive besser für beide Beteiligten ist, als wenn das Nein nur mürrisch akzeptiert und Sex eingeklagt wird, der dann zwar einseitig gegeben werden kann, aber emotional weniger wert ist. Das Modell setzt freilich rationale Akteure voraus. Kahnemann (2011) hat in einem ganz anderen Feld, nämlich bei wirtschaftlich-finanziellen Entscheidungen, einen mächtigen Wirkfaktor identifiziert, der – übertragen auf die Paar- und Sexualtherapie – erklärt, warum trotz des Preises der Unzufriedenheit Verweigerungen und Trotz so einflussreich sein können, nämlich die *Verlust-Aversion*. Dieses empirisch gut belegte Phänomen besagt, dass bei Güterabwägungen und Entscheidungen oft das mögliche Verlustrisiko subjektiv stärker gewichtet wird als die gleich wahrscheinliche Gewinnchance. Auf sexuelles Entgegenkommen übersetzt, heißt Verlust-Aversion: Es ist für mich wichtiger, nicht nachzugeben und mich damit zu unterwerfen (Verlust), als freundlich entgegenzukommen und damit eine Chance auf eine befriedigende sexuelle Begegnung zu ermöglichen (Gewinn).

Geben als Haltung

Eine ganz andere Musik als bei dem kleinkarierten Aufrechnen des »tit for tat« spielt, wenn wir uns aus der begrenzenden Tauschlogik lösen und eine weitere Perspektive öffnen, die einer gebenden *Haltung*. Damit ist eine Einstellung der Großzügigkeit gemeint, die sich nicht aus einer Logik des Tauschens begründet. Vielmehr aus einer autochthonen Freude am Geben ohne Kalkül von Leistung und Gegenleistung. Damit verlassen wir die Logik des Tausches zugunsten einer Logik des Schenkens, des Hergebens, des gerne Gebens. Stone Zander und Zander haben in ihrem Buch »The Art of Possibility« schön beschrieben, wie man aus einem Denken in Begrenzungen und Sparsamkeit in ein Denken in Möglichkeiten und Reichtum gelangen kann. Es ist genug für alle da. Wer gibt, gewinnt (Stone Zander a. Zander 2000).

Ohne die Bereitschaft, zu geben und den Bedürfnissen des Partners entgegenzukommen, ist eine beidseitig befriedigende Sexualität schwer vorstellbar. Dieses Entgegenkommen kann unterschiedlich erlebt werden:

- als »Nachgeben« oder »Hergeben«: die eigenen Wünsche werden dem Partner zuliebe geopfert. Das Entgegenkommen bedeutet einen Verlust und legt den Einstieg in die Stagnation nahe, wie oben beschrieben.
- als »Geben«: die Lust, dem andern zu geben, befriedigt direkt oder indirekt eigene Wünsche. Das Entgegenkommen bedeutet einen Gewinn.

Eine solche Haltung setzt ein Bewusstsein der Fülle voraus, von emotionalem Reichtum, nicht nur etwas zu geben zu haben, sondern die Freude im Akt des Gebens zu empfinden. Der biblische Satz, wonach »geben seliger als nehmen« ist, drückt dies in spiritueller Sprache aus[59]. Dieser emotionale Reichtum ist im Prinzip unerschöpflich, weil er sich selbst erzeugt. Das ist möglich, weil der Gebende seine Gabe nicht losgeworden ist, sondern seinen eigenen Reichtum durch das Geben mehrt. Wenn A seinem Partner B einen Gefallen erweist, ist A nicht um diesen Gefallen ärmer, sondern um die Befriedigung reicher, die er B macht. Dann entsteht ein emotionales Win-win-Spiel, in dem der Gebende ebenso wie der Empfangende gewinnt.

Gelingt das nicht, erzeugen die Partner eine Stagnation. Solche Stagnationen folgen immer einer Nullsummen-Logik (dein Vorteil ist mein Nachteil) der begrenzten Ressourcen oder der begrenzten Bereitschaft. »Ich habe genug gegeben, jetzt bist du dran.« Mit solchen Sätzen wird vorwurfsvoll eingeklagt, was als berechtigt erlebt wird. Der so Angesprochene soll nicht geben, sondern hergeben. Die Stagnationsschleife ist geschlossen, wenn der andere die Gegenrechnung aufmacht.

59 »Ich habe euch in allem gezeigt, dass man so arbeiten und sich der Schwachen annehmen muss im Gedenken an das Wort des Herrn Jesus, der selbst gesagt hat: Geben ist seliger als nehmen.« (Apostelgeschichte 20,35). Interessanterweise ist auch diese biblische Lesart nicht ganz ohne Kalkül: Wer den Schwachen gibt, kommt eher ins Himmelreich. Auf irdische Psychologie übersetzt: Wer gibt, kommt dadurch in einen besseren Selbst-Zustand.

Was heißt das für die Sexualtherapie? Spezifisch und nüchtern formuliert lautet die therapeutische Frage, wie eine Musterunterbrechung möglich ist, die den Übergang vom verbitterten Nichtnachgeben / nichthergeben zum generösen Geben ermöglicht.

Dafür ist es notwendig, dass eine Person erstens in der Lage und zweitens bereit ist zu geben. Im Kapitel 3 hatten wir uns bereits mit der ersten Frage beschäftigt, wie jemand Zugang zu seinen erotischen Ressourcen bekommen kann. Die therapeutische Verhandlung geht jetzt um die zweite Frage, unter welchen Voraussetzungen jemand bereit ist zu geben. Die voraussetzungsfrei gebende Haltung – eine wunderbare Ressource! – kommt bei Paaren, die einen Paartherapeuten aufsuchen, praktisch nie vor.

Die therapeutische Kunst besteht darin, zu sehen, wieweit diese Voraussetzungen Chancen eröffnen oder als unbewegliche »harte« Bedingungen das Geschehen blockieren.

Nützliche Fragen in diesem Sinne sind:

- Angenommen, die Stimmung zwischen Ihnen ist gut und entspannt: Was würden Sie Ihrem Partner sexuell gern geben oder anbieten?[60]
- Womit würde Ihr Partner es Ihnen leicht machen, auf ihn zuzugehen?
- (zum Partner): Interessiert es Sie, was Ihr Partner für die guten Zeiten im Angebot hat, in denen Sie sich nicht streiten?

Ich stelle in einer Paartherapie Hans die Frage, was er Anna gern als erotisches Geschenk geben würde, angenommen, die Stimmung zwischen beiden wäre gut.

Hans Die Annahme trifft eben leider nicht zu.

Therapeut Bis jetzt ist das so. Aber angenommen, in einer zukünftigen Situation wäre die Stimmung zwischen Ihnen gut …

Hans Dann müsste ich erst mal sicher sein, dass sie mich nicht wieder runtermacht.

Anna (verdreht die Augen)

Hans (aufbrausend) Da sehen Sie es ja. Bei der Miene soll ich was geben?

60 Dies entspricht der Idee der »Wunderfrage«, die gedanklich das Problem überspringt und sich damit – im Konjunktiv – unabhängig von den Voraussetzungen macht, die – im Indikativ – der Lösung entgegenstehen.

ANNA (verbittert) Dann mach es doch einfach!

THERAPEUT (zu Anna) Interessiert Sie, was Hans im Angebot hätte?

ANNA Das interessiert mich seit Jahren. Aber ich kriege nur seinen beleidigten Rückzug ins Schneckenhaus mit …

THERAPEUT (unterbricht Anna) Ich habe Sie recht verstanden: Es interessiert Sie, was Hans Ihnen gern geben würde?

ANNA (leicht gereizt) Ja klar!

THERAPEUT Mögen Sie ihn fragen?

ANNA Er hat es ja eben gehört.

THERAPEUT Ich vermute, er hat vor allem Ihren Tonfall gehört. Der war mehr genervt als interessiert.

HANS (nickt, sagt aber nichts)

THERAPEUT (zu Anna, betont langsam) Können Sie (verlangsamt) Hans in die Augen sehen und ihn fragen, was er Ihnen gern geben möchte?

ANNA (nach einer Pause sieht sie Hans an): Ja, es interessiert mich, was du mir geben möchtest.

THERAPEUT (zu Hans) Können Sie eine Antwort geben, in der das Wort »aber« nicht vorkommt?

HANS Das ist schwer.

THERAPEUT Versuchen Sie es.

HANS (nach einer Pause) Ich würde dich gern an einem Abend schön ausführen zum Essen. Und wenn wir wieder zu Hause sind, dich mich einer Massage verwöhnen.

THERAPEUT (zu Hans) Wie fühlt es sich an, wenn Sie das sagen?

HANS Gut.

THERAPEUT (zu Anna) Und für Sie, wenn Sie es hören?

ANNA Gut, ja. Ich hätte das gar nicht mehr erwartet.

Es folgt eine längere Passage des nachdenklichen Schweigens.

Die andere Seite des Gebens: Annehmen

Die Beziehungsfigur des Gebens ist erst dann geschlossen, wenn der Adressat das Angebotene auch annimmt. Das ist nicht selbstverständlich, wie sich auch im Beispiel von Hans und Anna zeigt. Der Gebende kann ins Leere laufen, der Adressat kann die Annahme verweigern.

Auch beim Nehmen können wir verschiedene Varianten unterscheiden. Ein buddhistisches Bild beschreibt drei Arten, wie eine

Hand einen Stein nehmen kann: Sie kann besitzergreifend den Stein nehmen und fest umschließen, sodass der Stein in der Hand festgehalten wird. Oder sie kann ihn aufnehmen, aber aufgrund mangelnden Interesses oder fehlender Kraft wieder fallen lassen. Oder sie kann ihn in einer aufmerksam nach oben geöffneten Hand sicher halten, sodass er weder fällt noch festgeklammert ist, sondern frei und sicher zugleich in der Hand liegt.

Der Partner in der empfangenden Position entscheidet also, was mit der Gabe passiert. Entsprechend der gebenden Haltung könnte man auch von einer annehmenden Haltung sprechen, wenn jemand die Gabe mit wertschätzender Aufmerksamkeit annimmt, die das buddhistische Bild der achtsam haltenden Hand nahelegt.

Das Bild ist schön. Freilich setzt es voraus, dass der Stein willkommen ist, dass er nicht zu schwer ist, keine scharfen Kanten hat, nicht unangenehm klebrig ist usw. Wenn das Misstrauen der Handseite überwiegt, ist der Einstieg in die mühsame Dynamik des Aufrechnens gebahnt (zu wenig, zu spät, das Falsche, das Richtige aus den falschen Motiven), wie sie oben beschrieben wurde.

Aber gibt es eine Entsprechung zur gebenden Haltung? So etwas wie eine annehmende Haltung? Und was heißt das für die Sexualität?

Ja. Es gibt. Es ist die Haltung des Wohlwollens, die – ohne misstrauische Prüfung – dem Gebenden positiv unterstellt, dass er es gut meint und dass der Stein wertvoll ist und gern gegeben wird. Diese Nehmerqualität setzt ein Minimum an Selbstachtung voraus, an der Überzeugung, ein Geschenk wert zu sein. Ein chronisches Selbstwertproblem auf der Nehmer-Seite kann sonst zu einer Fass-ohne-Boden-Situation führen, in der der Gebende mit dem Geben nie zu Ende kommt, weil es vom anderen nicht genommen und gehalten wird.

Rita und Volker sind wegen komplizierter finanzieller Streitigkeiten (Erbe, Schuldenausgleich usw.) in die Paartherapie gekommen. Rita fühlt sich von Volker übervorteilt, Volker seinerseits bemüht sich, ihr gerecht zu werden, und bietet ihr auf der finanziellen Ebene mehr an, als er eigentlich (seiner Ansicht nach) müsste. Rita fühlt sich gleichwohl nicht respektiert, vermeidet aber, genau zu sagen, was sie sich bei der finanziellen Regelung vorstellt. Die Auseinandersetzung springt auch auf die Sexualität über. Obwohl beide bestätigen, dass sie einander erotisch anziehend und die gemeinsame Sexualität – wenn sie denn stattfindet – als sehr intensiv und befriedigend erleben, verweigert sich Rita zunehmend.

Sie fühle sich von ihm nicht geachtet und solange das so sei, fände sie es erniedrigend, sich auf Sex mit ihm einzulassen. Volker bemüht sich mit finanziellem Entgegenkommen, mit Einladungen, mit Gesprächen darum, ihr zu beweisen, wie viel sie ihm wert sei. Ohne Erfolg.

In einer Sitzung fragt Volker ratlos: »Was kann ich denn noch tun, um dir zu beweisen, dass du für mich die Frau meines Lebens bist, dass ich dich attraktiv und begehrenswert finde?«

RITA »Wenn ich dir das nur glauben könnte!«

THERAPEUT (zu Volker) »Nichts können Sie noch tun. Sie übernehmen unglaublich viel Verantwortung für das Selbstwertgefühl Ihrer Frau.«

VOLKER »Es nützt aber nichts.«

THERAPEUT »Eben. Das Selbstwertgefühl Ihrer Frau geht Sie auch gar nichts an. Das ist Ritas Angelegenheit. Nur sie entscheidet, was sie wert ist.«

THERAPEUT (nach einer Pause zu Rita) »Das war vielleicht hart, was ich da gesagt habe ...«

RITA »Das sagt meine Einzeltherapeutin auch.«

THERAPEUT »Und? Hat sie recht?«

RITA »Mehr als mir lieb ist.«

Die Situation zwischen den beiden stabilisiert sich erst nach einiger Zeit, in der wenige Paarsitzungen, aber eine höherfrequente Einzeltherapie stattfindet.[61]

Zu einer Haltung des wohlwollenden Annehmens gehört ein solides Selbstbewusstsein, weil sonst die Gewissheit fehlt, wirklich gemeint zu sein. Und auf die Sexualität übertragen, heißt das: Erregend ist, wenn man sich vom Partner gemeint fühlt.

Um aber zu wissen, als wer man gemeint ist, ist ein differenziertes und selbstwertgeschätztes Bild der eigenen Person nötig.

61 Es ist ein Beispiel für eine produktive Arbeitsteilung von parallel laufender Paar- und Einzeltherapie. Hier hat die Paartherapie das Bedürfnis nach einzeltherapeutischer Vertiefung insbesondere älterer Konflikte in der Biografie geweckt. Dadurch konnte in der Paartherapie besser zwischen eigenen und projizierten Schwächen unterschieden werden.

Auch zu diesem Aspekt ein paar nützliche Fragen:

- Angenommen, Ihr Partner wollte Ihnen auf körperlich-sinnlich-sexuelle Weise sagen, was Sie ihm bedeuten – würde es Sie interessieren, was es ist?
- (zum Partner): Wenn Sie Lust auf Ihren Partner haben – woran würden Sie merken, dass er bereit ist, darauf einzugehen?

9 Nehmen und Genommenwerden

Bisher hatten wir bei dem Wechselspiel von Geben und Annehmen Beziehungsfiguren im Blick, die zumindest den Anspruch haben, die gegenseitigen Grenzen zu achten und die Integrität des Partners nicht zu gefährden. Diese implizite Voraussetzung scheint zu gelten, selbst wenn sich die Partner – im misslingenden Fall – in endlosen Kränkungsschleifen quälen und erschöpfen. Im gelingenden Fall können wir von einer kommunikativen Moral zweier Personen ausgehen, die sich als Subjekte respektieren und die so etwas wie einen humanen und demokratischen Grundkonsens haben.

Was aber, wenn der andere in der Form respektiert werden möchte, dass er als Objekt genommen wird, wenn nicht das subjekthafte An-Nehmen, sondern das objekthafte Nehmen der Kern des sexuellen Wunsches ist? Wenn es nicht um die symmetrische Begegnung zweier Personen geht, die Wert auf Gegenseitigkeit legen, sondern um das komplementäre Nehmen und »Benutzen« eines Partners, der vom andern genommen wird und sich diesem hingibt?

Sexualpartner und Sexualobjekt

Mit diesen Fragen sind wir bei einer grundsätzlichen Unterscheidung zwischen zwei Modi, in denen sexuelle Begegnungen gestaltet werden können. Man kann dem Partner als »ganze Person« begegnen, mit allen menschlichen Stärken und Schwächen (Partner als Subjekt). Das betont die emotionale Nähe und Ähnlichkeit der Partner. Man kann aber auch den Partner auf wenige Eigenschaften reduzieren und für die Fantasie des begehrenden Partners funktionalisieren (Partner als Objekt). Das betont die Getrenntheit und Fremdheit des Partners. Beide Modi liegen als Erlebnis- und Beziehungs-Möglichkeiten bereit, werden aber je nach Person, Beziehung und Situation unterschiedlich aktiviert.

Die Erlebnisqualität einer sexuellen Begegnung ist wesentlich dadurch bestimmt, wie weit und in welcher Form die beiden Modi ins Spiel gebracht werden. Tabelle 17 stellt die beiden Modi gegenüber.

Partner als Subjekt	Partner als Objekt
Logik der Wertschätzung	Logik des Benutzens
beidseitige Verantwortung	Verantwortung nehmen vs. abgeben
Partner als »ganze Person« (Vertrautheit)	Partner als Rolle (Fremdheit)
Geschlechtsrollen treten hinter »Person« zurück	Fetischisierung der Geschlechtsrollen oder Spiel mit den Geschlechtsrollen
Risiko der Berechenbarkeit	Risiko der Unberechenbarkeit
lieben	ficken
Partner antwortet	Partner reagiert
gegenseitig	einseitig

Tab. 17: Partner als Subjekt und Partner als Objekt

Partner als Subjekt: Die Äußerungsformen dieses Modus folgen dem demokratischen Wertespektrum der Gegenseitigkeit, der Wertschätzung des andern als »ganze Person«. Sexualität ist davon weniger abgegrenzt, weniger »speziell«, sondern folgt ähnlichen Regeln wie die sonstige nichtsexuelle Kommunikation. Intensität in diesem Modus wird durch das Gefühl von Nähe und Vertrautheit mit der individuellen Besonderheit des Partners erlebt.

Partner als Objekt: Dieser Modus macht sich ein Bild vom Partner, das den eigenen Bedürfnissen entsprechend konstruiert wird. Er folgt der Logik des »Benutzens«. Damit wird ein Teilaspekt der Person, z. B. ein Körperteil oder eine Verhaltenseigenheit, erotisiert und fetischistisch überhöht. Das setzt einen gewissen Abstand zum Partner voraus und macht die Sexualität »speziell«. Sie folgt eigenen Regeln, die sich von der nichtsexuellen Kommunikation unterscheiden. Intensität wird durch die Faszination am Anderssein, am Fremden des Partners erlebt.

Welcher Modus in einer konkreten sexuellen Begegnung welche Rolle spielt, kann je nach Lebensphase, Beziehungsphase, Partner und Situation unterschiedlich gewichtet sein. Das Wechselspiel der beiden Modi macht Erotik aus. Die wertschätzende Wahrnehmung des Partners als Subjekt definiert das Terrain: Der Bezug zur Fremdheit des Partners als Objekt bietet die Bewegungsmöglichkeiten auf diesem Terrain an. Beide Modi beleben einander. Fehlt einer der beiden, kann es zu charakteristischen Störungen kommen. Fremdheit ohne definiertes Terrain des Vertrauens riskiert die Verletzung von (undefinierten) Grenzen (Risiko der Unberechenbarkeit und des Übergriffs). Und umgekehrt: Vertrautes Terrain ohne Fremdheit riskiert Stagnation (Risiko der Berechenbarkeit).

Nachdem der Partner-als-Subjekt-Modus in den vorigen Kapiteln im Vordergrund stand, soll jetzt der Objekt-Modus näher betrachtet werden.

Die Unwiderstehlichkeitsfantasie und der männliche Blick

Einen interessanten Ansatz verfolgen Bogaert und Brotto (2014) mit einer freilich etwas umständlich benannten Theorie, der Selbstbewusstsein-als-Objekt-des-Begehrens (Object of desire self-consciousness theory, ODSC). Das ODSC ist ein Selbst-Schema, mit dem eine Person wahrnimmt, für ein Gegenüber als Sexualpartnerin begehrenswert zu sein[62]. Die Autoren beziehen sich dabei auf verschiedene Studien zum Inhalt sexueller Fantasien, wobei auffällt, dass die weiblichen Fantasien weitaus besser erforscht sind. Wiederkehrendes Thema ist dabei die Unwiderstehlichkeits-Fantasie. Sie liegt verschiedenen Plots zugrunde, die darauf hinauslaufen, dass Frauen sich als derart begehrenswerte Sexualobjekte in Szene setzen, dass die Männer gar nicht anders können, als dieser Faszination zu unterliegen (Bond a. Mosher 1986; Hariton 1973; Hawley a. Hensley 2009).

Maltz a. Boss (1997) zum Beispiel identifizieren typische weibliche Fantasien, die alle zum Thema haben, das Objekt des Begehrens zu sein, dabei aber nicht als Verführerin ins Spiel zu kommen, sondern in der unschuldigen Position zu bleiben. Beispiele sind das

62 Unklar bleiben die Autoren unter dem Aspekt, ob sie das als situationsübergreifenden Trait meinen oder auf eine bestimmte Situation oder Person bezogen. Nicht richtig ausgeführt ist, ob das ODSC immer positiv gemeint ist, als Ressource. Der Begriff selbst ist ja neutral. Aber haben Frauen, die sich durch immer geile Männer unangenehm belästigt fühlen, ein ODSC? Mit anderen Vorzeichen beschreiben Fredrickson a. Roberts (1997) ein Konstrukt der »Selbst-Objektifizierung« als Ergebnis der erlebten sexuellen Objektifizierung durch andere. Anders als Bogaert und Brotto meinen diese Autoren eine unerwünschte Objektifizierung als Ergebnis biografischer Erfahrungen, nicht als Person, sondern »nur« als Sexualobjekt gesehen zu werden.

Unschuldige-Mädchen-Skript (das unschuldig passive Mädchen wird von mächtigen und erfahrenen Männern verführt) oder das Opfer (die Frau ist männlichen Zugriffen ausgesetzt, gegen die sie sich nicht wehren kann).

Eine Studie von McCall a. Meston (2006) könnte als Hinweis dafür verstanden werden, dass das ODSC gewissermaßen als Katalysator oder Verstärker des weiblichen Begehrens funktionieren könnte. Sie zeigen, dass Frauen ohne sexuelle Luststörungen durch die Vorstellung erregt werden können, dass ein Mann sexuelle Fantasien mit ihnen hat, während einer Vergleichsgruppe von Frauen mit dieser Störung dies nicht gelingt.

Das Kreative dieser Unwiderstehlichkeits-Fantasie besteht darin, dass sie zugleich Kontroll- und Hingabewünsche bedient: Indem die begehrenden Männer nicht mehr Herr ihrer Sinne sind, geraten sie völlig unter die Kontrolle der berstend attraktiven Frau. Sie selbst kann sich aber dem Geschehen hingeben, ohne Verantwortung für das zu übernehmen, was die Männer dann mit ihr tun. Meana (2010) nimmt solche Studien als Argument dafür, dass das weibliche Begehren entgegen dem Klischee nicht primär partnerbezogen, sondern weit stärker durch narzisstische Motive bestimmt sei, also Wünsche, gesehen und gewollt zu werden, toll gefunden zu werden, sich männlichem Begehren auszusetzen und hinzugeben. Das objekthafte Gesehenwerden wird dann nicht so erlebt, als Opfer ausgesetzt zu sein, sondern für die eigene Attraktivität bewundert zu werden. Das lässt sich auch durch verschiedene Studien bestätigen, die sich auf Medien beziehen. Beispielsweise macht Messaris (1994) geltend, dass die Leserinnen von Frauenzeitschriften die dort dargestellten Frauen mit dem männlichen Blick betrachten, also dem Blick, von dem sie annehmen, dass ihn Männer hätten.

Die Identifikation mit dem männlichen Blick ist auch die zentrale Erklärungsfigur in einer qualitativen Studie von Graham et al. (2004). Sie zeigte, dass die körperliche Attraktivität des männlichen Partners für die befragten Frauen eine weitaus geringere Rolle spielte als die Bewertung des eigenen (weiblichen) Körpers durch die männlichen Partner. In dieselbe Richtung geht die Erklärung für den Blick von Zuschauerinnen bei Pornofilmen auf den Penis des Mannes. Das habe weniger mit der anatomischen Schönheit des Penis zu tun, sondern vor allem damit, dass eine Erektion ein Indikator dafür sei, dass der Mann auf ihre eigene Attraktivität sexuell reagiere (Rupp a. Wallen 2007; Chivers et al. 2004).

Objekt: Politischer und sexueller Diskurs

Alle diese Studien machen eine deutliche Kehrtwendung gegenüber früheren Lesarten des objektifizierenden männlichen Blicks. Im zeittypischen Kontext des Missbrauchs- und Übergriffs-Diskurses wurde er als frauenverachtend identifiziert und damit seinerseits abgewertet und als inhuman verstanden. Dieses im letzten Jahrzehnt in mehreren Studien belegte Interesse der Frauen an dem begehrenden männlichen Blick legt eine neue Sichtweise nahe. Sie trennt den gesellschaftlich-politischen Diskurs klarer von der Dynamik des sexuellen Begehrens, eine Unterscheidung, die sich auch innerhalb der Sexualforschung erst langsam durchsetzt.

Angesichts dieser neuen Befunde und einer sich verändernden Sichtweise auf die Sexualität der Frauen bekommt der Begriff »Sexualobjekt« eine ganz neue Bedeutung. Wenn das Begehrtwerden und Objektsein keine ausschließlich passive Konnotation mehr hat, eröffnet sich nun die Möglichkeit, sich als Objekt aktiv und selbstbewusst ins Spiel zu bringen oder ins Spiel bringen zu lassen. Wunderbar ausgedrückt ist das in einem Interview von Daimler (2004) über die Sexualität von Frauen über 60. Die Autorin zitiert eine 80-jährige Frau mit den Worten, sie wünsche sich »den Respekt einer anständigen Erektion« (S. 34).

Deshalb sei noch einmal nachdrücklich auf den Unterschied zwischen diesen Überlegungen von Objektifizierung im Rahmen einer emotionalen Verbundenheit und der vollkommen anders angelegten viktimologischen Lesart hingewiesen, die im Zusammenhang mit Vergewaltigungen oft vorgebracht wird. Aussagen wie »Selber schuld, wenn sie sich so anzieht« sind niederträchtige Opferbeschuldigungen, die in nichtkonsensuellen Gewaltsituationen ein heimliches Einverständnis unterstellen.

In der geschlechterpolitisch bewertenden Sichtweise legt der Objekt-Begriff eine Opfer-Perspektive nahe: Frauen sind machtlos dem bewertenden Blick ausgesetzt. Mit dem Blick auf das Begehrtwerden und den Partner als Objekt dagegen haben sie die Wahlmöglichkeit, dem begehrenden Mann selbstbewusst und autonom in einem horizontalen Verhältnis auf gleicher Augenhöhe zu begegnen. So wird die Möglichkeit und die Freiheit, sich in die Objektposition zu begeben, also begehrt, benutzt, gefickt zu werden, zu einem erotischen Potenzial, einer Ressource.

Männliches Begehren

Was bedeutet das für die Männer? Schwierig zu bewerten angesichts der dünnen Datenlage ist, ob diese Konstellation von männlichem Blick und Frau als Objekt umgekehrt auch gilt. Theoretisch spricht nichts dagegen, kasuistische Beispiele gibt es nicht wenige, aber empirisch ist der weibliche Blick auf männliche Objekte nicht nennenswert untersucht. Es ist frappierend, wie einseitig das wissenschaftliche Interesse der letzten Jahre sich auf das weibliche Begehren konzentriert hat. Bogaert und Brotto (2014) kommentieren zurückhaltend, dass ihr ODSC nicht so recht für Männer anwendbar sei. Auch sonst gibt es zum männlichen Begehren kaum bemerkenswerte empirische Studien, lediglich ein paar wenig beeindruckende Daten, die das alte Lied repetieren, wonach Männer mehr visuell orientiert und aktiver seien. Obwohl die pharmakotherapeutische Entwicklung durch die PDE-5-Hemmer eine neue Epoche für die Behandlung der Erektionsstörung eingeläutet hat, stagniert faktisch die Forschung zu männlichem Begehren, wenn man von ein paar zaghaften Arbeiten absieht, die sich aber primär mit diagnostischen und gesundheitspsychologischen Aspekten sexueller Lustlosigkeit von Männern befassen.

Umso interessanter ist ein Ansatz, der zwar empirisch nicht geprüft ist, aber eine gewisse klinische Plausibilität hat. Der Psychoanalytiker Michael Bader stellt eine theoretische Linie vor, die von entwicklungspsychologischen Überlegungen ausgehend zu Konsequenzen für das konkrete Verhalten von Männern gelangt (Bader 2002, 2008).

> »Für Jungen heißt aufwachsen nicht einfach, männlich zu werden, sondern nicht weiblich« (Bader 2008, S. 21f.).

Ausgangspunkt ist der Disidentifikationsansatz von Greenson (1967). Ihm zufolge entwickelt ein Junge seine Männlichkeit zunächst dadurch, dass er weibliche Gefühle und weibliches Verhalten aktiv abwertet und sich davon distanziert. Die naheliegende Person, an der dieses Abstoßen des Weiblichen vollzogen wird, ist die Mutter. Maskulin werden heißt, Männlichkeit als Negation oder Zurückweisung von Weiblichkeit zu verstehen.

Dies lege nun die Basis für ein männliches Dilemma, das das spätere Leben des erwachsenen Mannes durchziehe. Einerseits müssen die Männer all das aktiv negieren und von sich fernhalten, was weiblich aussieht. Andererseits möchten die Jungen, dass ihre Mütter, die ihnen ja nichts Böses getan haben, mit ihrem eigenen Leben und Frausein glücklich sind. Sie sorgen sich, dass ihre eigene sich entwickelnde Männlichkeit die geliebte fürsorgliche Mutter nicht verletzt.

Solange diese Sorge besteht, können daraus Schuldgefühle für ihr Mannsein resultieren. Sie kann dazu führen, dass Jungen ihre eigene Männlichkeit herunterspielen, verbergen und ihren Spaß unterdrücken.

Nach Winnicott (zitiert nach Bader, S. 30) gehöre aber Rücksichtslosigkeit als normale Phase der kindlichen Entwicklung dazu, in der das Kind die Mutter benutzt, als ob sie ein Ding sei, davon ausgehend, dass die Mutter davon nicht verletzt ist und die Abgrenzungsbewegung des Kindes aushält. Auf sexuelle Gefühle angewendet, heißt das: Sexuelle Erregung bedeutet, zumindest momentan selbstbezogen zu werden und sich nicht darum zu kümmern, ob der andere seinen Spaß hat. Rücksichtslosigkeit bezieht sich auf die Fähigkeit, eine andere Person zu »benutzen«, ohne sich darum zu kümmern, dass die andere Person sich benutzt fühlt. Das sei ein normaler und notwendiger Teil »gesunden« sexuellen Begehrens.

Der Begriff »benutzen« ist erklärungsbedürftig. Er bedeutet in Baders Verständnis nicht, die Gefühle des anderen zu missachten, sondern den anderen als jemand zu behandeln, der eine besondere Fürsorge nicht nötig hat. »Benutzen« heißt, dass man nicht verpflichtet ist, sich um das Vergnügen des anderen zu kümmern, sondern sich stattdessen dem eigenen Begehren hingeben und den Partner nehmen kann, ohne Schuldgefühle oder belastende Verantwortung spüren zu müssen. Sexuelle Erregung könne sonst leicht von dem Gewicht der Sorge und Schuld erdrückt werden, die der Mann bereitwillig auf sich nehme.

Die unbewusste männliche Logik dieses Dilemmas geht etwa so: Ich darf nicht egoistisch sein und nehmen, was ich will, weil ich dann die Frau verletzen oder beleidigen würde. Falls ich es trotzdem tue, werde ich durch den Ärger oder die Zurückweisung der Frau bestraft werden.

Viele Männer gehen damit so um, dass sie Intimität und emotionale Verbundenheit vermeiden und sich emotional abkoppeln. In der Partnerschaft mit einer in ihrer Weiblichkeit unsicheren Frau kann sich das verbinden zu einer malignen Paardynamik: Der Mann nimmt bereitwillig Schuldgefühle auf sich und die Frau unterstützt das, indem sie findet, der Mann hätte das wegen seiner Rücksichtslosigkeit auch verdient.

Der Grund, warum die Bedürfnisse einer Frau zur Verpflichtung eines Mannes werden können, liege in dem unbewussten Glauben, dass er dafür da sei, ihre Bedürfnisse zu befriedigen. So gerate der Mann in die Falle zwischen dem Ärger darüber, seine eigenen Gefühle unterdrücken zu müssen einerseits, und dem Schuldgefühl, das nicht zu schaffen, andererseits. Ein Ausweg ist, emotional dichtzumachen.

Im Anschluss an Bader denkt Esther Perel[63] weiter, indem sie auch von den männlichen Schuldgefühlen oder besser: den Verantwortungsgefühlen gegenüber ihren Partnerinnen ausgeht. Sie bringt einen lösungsorientierten Blick ins Spiel, der insofern von Interesse ist, als er die männlichen Schuldgefühle mit der weiblichen »Sexualobjekt«-Thematik verbindet:

Ihr zufolge ist die explizit gezeigte Sexualität von Frauen durch Miniröcke, Fick-mich-Schuhe, offensives Flirten usw. für Männer deshalb so attraktiv, weil die Frau sich damit sexuell selbstbewusst zeigt und den Mann davon entlastet, sich um sie und ihre Sexualität kümmern zu müssen. Es ist gewissermaßen der Freibrief dafür, selbstbezogen Sex zu haben und bei sich zu sein. Er ist von der unangenehmen Vorstellung entlastet, der benutzende Täter zu sein und damit in eine Schuld-Logik hineinzugeraten.

Auf der Seite der Frau ist die Wahrnehmung, dass der Mann sexuell selbstbewusst ist, ein Bad Boy ist, dass er sie nehmen, überwältigen und ficken will, eine Erleichterung, weil sie aus dem Mutterschema freikommt, sich um ihn kümmern zu müssen.

63 Persönliche Mitteilung 2013.

Ein männliches oder weibliches Sexualobjekt ist demnach dadurch attraktiv, dass es vermittelt: Ich bin mit meiner Sexualität im Reinen, ich sorge schon für mich, du kannst dich auf deine Lust konzentrieren – ich tue es auch. Du kannst mich nehmen, ich gehe dabei nicht verloren.

In einer verdichteten Form zeigte sich das in einer Therapiestunde mit Katrin und Luis. In einer Psychoanalyse, die schon einige Jahre zurücklag, war Luis (unter anderem) klargeworden, dass seine Erektionsschwierigkeiten mit der Hemmung zu tun hatten, Katrin zu »nehmen«. Er hat sich, obwohl er sich berufliche Potenz bewiesen hat, »nie als ganzer Mann gefühlt«. Katrin, deren sexuelles Interesse mit den Jahren eher ausgeprägter geworden war und die weniger bereit war, auf Luis' Hemmung Rücksicht zu nehmen, fühlte sich zunehmend gekränkt, dass sie sein Begehren nicht spürte. Luis, der als einziges Kind einer alleinstehenden, kränkelnden Mutter aufgewachsen war, hatte für sich eine ausführliche, hoch differenzierte Erklärung entwickelt, wie seine Sexualität mit dem Verhältnis zu seiner Mutter zu tun hatte. Es war nicht einfach, in dieser Therapie die erzählend-interpretierende Linie zu verlassen und erlebnisnäher zu arbeiten.

In der etwa zehnten Stunde sagte Luis, dass es eine bestimmte körperliche Nähe zu Katrin gebe, die ihm sehr unangenehm sei. Nachdem ich mir die Erlaubnis geholt hatte, ein »Experiment« zu machen, um das genauer zu erfahren, schlug ich den beiden Partnern vor aufzustehen und bat Luis, einen Abstand zu wählen, der für ihn unkritisch ist. Er stellte sich gut einen Meter von Katrin entfernt. Ich bat dann Katrin, eine Hand zu heben, sodass die geöffnete Handfläche in Luis' Richtung zeigte. Luis forderte ich auf, sich langsam mit seiner ebenfalls zu Katrin gerichteten offenen Hand so weit Katrin zu nähern, bis der unangenehme Punkt erreicht sei, und dann innezuhalten. Etwa 30, 40 Zentimeter vor ihrer Hand stoppte er, der Punkt sei erreicht. Ich holte mir von Katrin die Zustimmung, mich jetzt vorwiegend auf Luis zu konzentrieren.

THERAPEUT Wie fühlt sich das an?
LUIS Unangenehm. Ich möchte wieder zurück.
THERAPEUT Lassen Sie uns noch einen Moment dabei bleiben, damit wir es besser verstehen. O.k.?
LUIS Schwer, aber o. k.

THERAPEUT Können Sie das unangenehme Gefühl genauer beschrieben? Wo spüren Sie es denn?

LUIS (wirkt zunehmend angespannter) Hier, im Hals und im rechten Arm.

THERAPEUT Beschreiben Sie es genauer. Ist es kalt, warm, stark, schwach, hat es eine Grenze oder ist es unscharf ...

LUIS Stark, kalt ... (er zögert)

THERAPEUT Sagen Sie es ...

LUIS Hass! Das ist Hass! (er ist sehr bewegt und wendet sich zu mir:) Ich möchte aufhören.

THERAPEUT Wollen wir uns den Hass genauer ansehen? (wartet) Oder wollen Sie jetzt aufhören?

Katrin verfolgt das Ganze mit großer Konzentration.

THERAPEUT (zu Katrin) Wie geht es Ihnen?

KATRIN Ja, gut. Machen Sie weiter.

LUIS Ja, wir können ihn uns anschauen.

THERAPEUT (bittet das Paar, sich wieder zu setzen. Zu Luis:) Sie können jederzeit aussteigen. Aber jetzt machen wir weiter, ja?

Luis nickt.

THERAPEUT Wollen Sie mal mit dem Hass ins Gespräch kommen?

LUIS Nein, damit will ich nichts zu tun haben, den will ich nur los sein.

THERAPEUT Das verstehe ich. Ich fürchte nur, Sie haben mit dem zu tun, ob Sie wollen oder nicht. Es ist Ihr Hass.

LUIS Ja, was soll ich ...?

THERAPEUT Ich mache Ihnen einen Vorschlag (ändert die Sitzordnung etwas, holt einen leeren Stuhl herbei, stellt ihn Luis gegenüber und setzt sich etwas zurück. Katrin sitzt etwas weiter entfernt und beobachtet.). Hier sitzt der Hass. (Ich deute auf den leeren Stuhl.) Reden Sie mit Ihrem Hass. Was haben Sie ihm zu sagen? Was möchten Sie von ihm wissen?

LUIS (nach einem kurzen Blick zum Stuhl sieht er mich an.) Mit dem rede ich nicht. Mit Mördern rede ich nicht.

THERAPEUT (zum Stuhl): Der redet nicht mit Ihnen.

LUIS (sagt nichts).

THERAPEUT (zum Stuhl) Mit so einem wie Ihnen redet Luis nicht. (Nach einer Pause zu Luis:) Tauschen Sie mal die Plätze und setzen Sie sich auf den Hass-Stuhl.

Luis folgt dem Vorschlag nach kurzem Zögern.

THERAPEUT (zum Hass) Der Luis redet nicht mit Ihnen. Wie finden Sie denn das?

LUIS (als Hass) Dann soll er es bleiben lassen. Mich wird er so nicht los.

THERAPEUT (zum Hass) Sie sind ganz gern bei ihm.

LUIS (als Hass) Was heißt gern? Ich gehöre zu ihm.

THERAPEUT (bittet Luis, wieder auf seinen ursprünglichen Stuhl) Der Hass gehört zu Ihnen, sagt er.

LUIS Da bin ich ohnmächtig!

THERAPEUT Wieso denn? Der sitzt doch da und will mit Ihnen reden.

LUIS Jetzt nicht (blickt zum ersten Mal den Hass an).

THERAPEUT Sie können sich ja später mit ihm verabreden, wenn Sie möchten.

LUIS (lacht) Zu einem Bier?

THERAPEUT Ja. Warum nicht? Schlagen Sie es ihm vor.

LUIS (zum Hass) Wir können uns mal zum Bier verabreden.

THERAPEUT Wie fühlt sich das an, wenn Sie die Einladung aussprechen?

LUIS Gut. Der ist dann nicht mehr so groß wie vorher. So groß wie ich ungefähr. Das geht schon.

THERAPEUT Also ein Treffen unter Männern.

LUIS Kann man so sagen (lacht leise vor sich hin).

Bei der Nachbesprechung des Hass-Dialogs ist Katrin hellwach und konzentriert, sagt aber nichts. Bei Luis scheint sich etwas gelöst zu haben. Es sind von den geplanten 90 Minuten knapp sechzig vergangen. Der Therapeut fragt, ob wir die Stunde damit beschließen wollen oder ob sie noch einen Schritt weitergehen möchten. Beide sagen, sie möchten noch einen weiteren Schritt machen. Der Therapeut fragt Luis, wie sich sein Bezug zu Katrin im Moment anfühlt.

LUIS Ich weiß nicht, ob das schon viel geändert hat.

THERAPEUT Wollen Sie es ausprobieren?

LUIS Ja.

THERAPEUT (ich erkläre ihm das »Experiment« mit dem Bekenntnis-Satz und als er zustimmt, formuliere ich:) Probieren Sie, ob Sie den folgenden Satz aussprechen können. Lassen Sie sich Zeit und sprechen Sie ihn erst aus, wenn er für Sie stimmt. (Pause) Der Satz lautet:

Ich bin ein potenter Mann.

LUIS Ich bin ein potenter Mann.
THERAPEUT Wie fühlt er sich an?
LUIS Gut. Sehr gut. (Er strahlt.)
THERAPEUT Noch einen?
LUIS Ja!
THERAPEUT (zu Katrin) Geht es noch für Sie?
KATRIN Ja. Das ist doch wunderbar.
THERAPEUT (zu Luis) Ich habe noch einen Satz. Er heißt (Pause): Ich begehre meine Frau.
LUIS Ich begehre meine Frau.
THERAPEUT Wie fühlt es sich an?
LUIS Großartig!
THERAPEUT Dann sagen Sie es ihr und schauen Sie sie dabei an.
LUIS (zu Katrin) Ich begehre dich.

Katrin strahlt sehr bewegt, sagt aber nichts.

THERAPEUT (nach einer Pause) Na, dann schlage ich vor, den letzten Schritt auch noch zu machen. O. k.?

Beide stimmen erfreut zu. Der Therapeut bittet sie, sich wieder wie zu Beginn der Stunde einander gegenüber aufzustellen mit einer geöffneten Handfläche. Luis soll wieder so weit gehen, bis es ihm unangenehm ist. Er bewegt sich ohne Zögern auf Katrin zu, die ihn mit offenen Armen empfängt. Beide halten sich schweigend mit geschlossenen Augen fest.

Hingabe

Kehren wir zum Anfang dieses Kapitels zurück und betrachten wir das Nehmen und Genommenwerden mit dem neu gefassten Blick auf das Sexualobjekt. Bislang hatten wir die Interaktion unter der noch distanzierten Interaktion des Blicks diskutiert. Hands-off. Auf der Ebene des Blicks werden Andeutungen gemacht, Fantasien angezettelt, aber es wird nichts vollzogen und auch nichts verifiziert. Der Blick lotet Möglichkeiten aus, er vollzieht nicht.

Was heißt das für die körperlich-sexuelle Interaktion, für den Geschlechtsverkehr[64]? Das Beziehungsangebot des »object of desire«,

64 Gemeint ist der Verkehr in allen Varianten, also nicht nur der beliebte genitale Koitus.

das den begehrenden Blick auf sich zieht, macht in der körperlich-sexuellen Interaktion einen weiteren Schritt.[65]

Die Hingabebereitschaft des Partners in der Objektposition erfordert beim Gegenüber die Bereitschaft, die sich hingebende Person auch anzunehmen und zu halten, sonst läuft die Hingabe ins Leere. Die Entscheidung, in die Objektposition zu gehen oder sich in sie bringen zu lassen, setzt einen Konsens beider Beteiligten voraus, komplementäre Rollen einzunehmen. Das ist der entscheidende Unterschied zum geschlechterpolitisch gelesenen Verständnis des »Sexualobjekts«, das ja keine konsensuelle Beziehung im Blick hat. Die neu verstandene Objektposition setzt eine emotionale Verbindung der beiden Partner voraus, die beiden ermöglicht, »von Herzen« den Unterschied zu leben. In emotional bedeutsamen Beziehungen kann Hingabe und Objektifizierungsbereitschaft auf das Schönste mit Verbundenheit zusammenkommen. Mehr noch: Die Verbundenheit ist unerlässlich, um die Objektifizierung erotisch aufzuladen.

Kleinplatz macht in einem programmatischen Artikel (2006) unter anderem den Vorschlag, Lektionen aus der BDSM-Welt[66] zu lernen. So votiert sie für klare »Codes«, wenn dominante und submissive Rollen verabredet oder aktive und rezeptive Positionen eingenommen werden wie bei den Sensate-Focus-Übungen.

So könne »dominant« bzw. »aktiv« für verschiedene Personen Unterschiedliches heißen. Für A könne es besitzen und herrschen bedeuten; für B, ein Objekt für die eigene Aggression zu brauchen; für C, absolute Freiheit zu haben, um zu tun, was er will; für D, präzise kalkulierte, methodische Kontrolle über den andern zu haben. Entsprechendes gilt für »submissiv« bzw. »rezeptiv«. Das kann für E heißen, jemandem zu gehören, seinen Platz zu haben, für F, ohne Geheimnisse gekannt und ausgeliefert zu sein, für G, Abenteuer zu erleben, ohne Sicherheitsnetz an die Grenze zu gehen, für H, die Kontrolle zu verlieren, überwältigt zu werden, den eigenen Willen aufzugeben.

---

65 »Zum Objekt machen« ist – grammatikalisch – eine einseitig transitive Beschreibung: jemanden lieben, jemanden streicheln, jemanden ficken. Transitive Verben fordern einen Akkusativ (jemand nehmen, lieben usw.) im Gegensatz zu intransitiven Verben (mit jemand Liebe machen). Das »Objekt« ist im Akkusativ.

66 BDSM = Bondage Dominance Sadomasochism hat sich als Begriff etabliert. Er fasst sehr unterschiedliche Aktivitäten wie Fesseln, Schlagen, Rollenspiele, Schmerzzufügungen, Erniedrigungen, fetischistische Inszenierungen zusammen.

Die Verabredung also, in die Objektposition zu gehen oder sie weiter auszugestalten in eine submissive Rolle, verlangt Sorgfalt und Aufmerksamkeit für Details. Man könnte sogar so weit gehen, Inszenierungen von Dominanz und Submissivität, die nicht einem konventionellen Muster folgen, als mögliche Übungen für Achtsamkeit im sexuellen Umgang zu verstehen. Jemand zu fesseln oder – in einem Rollenspiel – zu unterwerfen, erfordert beim dominanten Part einerseits empathische Fantasie, andererseits äußerste Sorgfalt und Rücksicht für die Bedürfnisse und Reaktionen des andern. Beim submissiven Part verlangt es ein Ausmaß an Klarheit über die eigenen Wünsche und Grenzen, um den dominanten Partner »führen« zu können. Dieses »Führen von unten« ist eine zunächst kontraintuitiv wirkende Figur, scheint es doch so, als habe der dominante Partner die »Führung«. Aber beim konsensuellen BDSM setzt der submissive Partner die Grenzen und definiert das Terrain, innerhalb dessen der dominante Partner sich bewegen darf.

Wenn man die Sensate-Focus-Übungen in diesem Sinne weiter ausreizt, läge dann der Aufmerksamkeitsfokus nicht so sehr beim Entspannen, sondern darin, es sich vom andern besorgen zu lassen, sich ihm auszusetzen. Eine entscheidende Nuance liegt im Verständnis der Verantwortung. In der klassischen Sensate-Focus-Instruktion übernehmen beide Partner Verantwortung. Fokussiert man dagegen die Objektposition, geht es darum, für eine gewisse Zeit Verantwortung zu verteilen, indem der eine Partner sie ganz an den andern abgibt und dieser sie übernimmt.

Explizit wird die Objektposition in der Liebesdiener-Übung inszeniert, in der komplementäre Positionen verabredet werden in dem Sinne, dass einer der beiden Partner in einer begrenzten Situation der »Bestimmer« ist, der andere der »Liebesdiener«. Dabei ist von Anfang an offengelassen, ob der »Bestimmer« sich eine Objektposition wählt, in der er mit sich machen lässt, oder eine gestaltende Position, in der er die Zustimmung hat, den anderen als Objekt zu »benutzen«. Offen bleibt bei dieser Intervention, ob der »Bestimmer« für sich eine rezeptive Objekt-Position wählt oder selbst die aktive Rolle übernimmt.

Diese scheinbar einfachen Übungen sind nicht zu unterschätzen. Gerade bei Paaren, die an sexuellen Luststörungen leiden, zeigt sich eine große Hemmung, sowohl den Partner zum Objekt zu machen als auch sich selber zum Objekt machen zu lassen. Am Beispiel dieser Störung lässt sich ganz gut zeigen, dass für die Einnahme der Objektposition nicht nur ein Vertrauen der beiden Partner notwendig ist, die komplementären Rollen nicht zu missbrauchen. Ebenso wichtig ist ein erotisches Selbstbewusstsein des Partners in der Objektposition, überhaupt als Sexualobjekt attraktiv zu sein und wert, vom andern genommen zu werden. Für Klienten die nicht ein minimales Selbstbewusstsein haben, wird sonst die Objektposition als bedrohlich erlebt. Das gilt auch für das Gegenüber, das die aktive Position übernimmt. Es setzt voraus, dass er annäherungsmotiviert nehmen will und bei sich sein kann, ohne primär fürsorglich oder gar schuldbewusst ins Spiel zu kommen (was dann auch kein Spiel mehr wäre).

Partner als Subjekt und Partner als Objekt

Zurück zu der Verbindung der beiden Modi. Was sich theoretisch klar abgrenzen lässt, vermengt sich in einer konkreten Begegnung.

Diese Verbindung ist nicht direkt sichtbar, sondern nur in bestimmten Verhaltensmustern zu erschließen. Wird der Partner-als-Subjekt-Modus zu wenig aktiviert, erlebt dieser Partner sich als nicht gesehen, in seiner Individualität nicht wahrgenommen, missachtet oder gar missbraucht. Die Kränkung der Unachtsamkeit und das Risiko der Übergriffigkeit lauern permanent. Die Beziehung wird als lieblos beschrieben. Sexualität wird als »reine Triebbefriedigung« erlebt, als mechanisch, rollenhaft.

Wird, im anderen Fall, der Partner-als-Objekt-Modus zu wenig aktiviert, entsteht leicht ein Gefühl fehlender Sinnlichkeit oder erotischer Eindeutigkeit. Die Partner vermissen das sexuelle Wollen. »Sag doch, was du willst!«, ist der vorwurfsvoll auffordernde Kernsatz dieses Musters, das auf Einklagen statt auf Verführung setzt. Er ist häufig bei Paaren zu finden, die an einer sexuellen Luststörung leiden.

Beide Modi sind aber nicht einfach parallel zu sehen. Vielmehr ist der Partner-als-Subjekt-Modus Voraussetzung für den Partner-als-Objekt-Modus, nicht umgekehrt. *Therapeutisch ist auch hier ein Zwei-Schritte-Ansatz sinnvoll,* ähnlich wie es mit einem etwas anderen Akzent im Kapitel über Bindungssicherheit und Erotik ausgeführt wurde. Erst ein stabiler Partner-als-Subjekt-Modus bildet die solide Grundlage, ohne die die Objektposition nur als kalt und missbräuchlich erlebt wird. Wenn diese Grundlage aber sicher ist, schafft diese einen Kontext, in dem die Partner-als-Objekt-Perspektive das Element von Fremdheit, von »Benutzen« als Verlebendigung einführt.

10 Sexuelle Fantasien

Sexuelle Fantasien zeigen sich in einer großen Vielfalt von Erscheinungsformen.

Sie tauchen in Tagträumen wie in Schlafträumen auf. Sie kommen parallel zu sexuellen Interaktionen vor, schmücken diese aus und überhöhen sie. Sie sind aber auch ganz unabhängig von sexueller Aktivität lebendig.

Sexuelle Fantasien können, als Wiederholungen von real erlebten Situationen, auf die Vergangenheit verweisen und sich aus Erfahrungen bedienen, die ganz oder in Fragmenten in die gegenwärtige Vorstellung geholt werden. Sie sind in der Lage, zukunftsorientiert konkrete Handlungen zu antizipieren, befürchtete wie gewünschte. Als Fluchtfantasien ermöglichen sie, eine unangenehme sexuelle oder nicht sexuelle Situation erträglich zu machen.

Sie lassen sich absichtlich aktivieren, indem die fantasierende Person die innere Autorenschaft über eine Fantasie-Szene übernimmt. Sie können von anderen Autoren übernommen und importiert sein, etwa durch Filme und Bücher, können Eigenproduktionen des Fantasierenden sein oder eine Mischung aus beidem. Gelegentlich drängen sie sich aber auch mit ich-dystonen Inhalten auf und bekommen damit den Charakter von Zwangsgedanken.

Schließlich bewegen sie ihr Kaliber in einem großen Spektrum zwischen kleine »Realitätskorrekturen« und ausgefeilten Skripten.

Geschlechtsunterschiede

Die sexuellen Fantasien sind in der jüngeren empirischen Sexualforschung eigenartig unterbewertet. Nach einem größeren Interesse in den 1970er- und 1980er-Jahren gibt es in jüngerer Zeit kaum nennenswerte empirische Arbeiten. Auch die umfangreichste und meistzitierte Übersicht ist zwanzig Jahre alt (Leitenberg a. Henning 1995). Sie beschreibt im Wesentlichen Geschlechtsunterschiede. Ihre wichtigsten Ergebnisse:

- Die Fantasieaktivität korreliert weder mit sexueller Aktivität noch mit sexueller Zufriedenheit. Sie nimmt mit dem Alter ab.
- Die Fantasieaktivität beim Koitus ist bei Männern und Frauen gleich. In nichtsexuellen Situationen fantasieren Männer mehr als Frauen.
- Jungen sind in früherem Alter als Mädchen fantasieaktiv.
- Männer sprechen mehr auf optische Reize an, Frauen mehr auf emotionale und romantische Bilder.
- Männer fantasieren häufiger mehrere Partner(innen).
- Männer konsumieren mehr Pornos, Frauen mehr erotische Geschichten.
- Neben konventioneller heterosexueller Aktivität werden bei beiden Geschlechtern häufig Szenen fantasiert, die Macht, Unwiderstehlichkeit und Unterwerfung thematisieren. Dabei beschreiben sich Männer als aktiver, Frauen lassen eher etwas mit sich machen. Frauen berichten mehr Unterwerfungsfantasien, Männer mehr Dominanzfantasien.

In einer Arbeit von Hicks und Leitenberg (2001) wurden partnergebundene Probanden gefragt, ob sie sich Sex mit anderen Partnern vorstellten. Das bejahten 98 % der Männer und 80 % der Frauen für die letzten zwei Monate. Dabei berichteten die Männer häufiger außerpartnerschaftliche Fantasien als Fantasien mit dem festen Partner (54 vs. 46 %), die Frauen umgekehrt (36 vs. 64 %). Frühere Sexualpartner spielten bei den Frauen eine größere Rolle als bei den Männern (34 vs. 22 %), Partner, mit denen noch nie Sex stattfand, waren bei den Männern häufiger (78 vs. 66 %)[67].

Bemerkenswert ist nun, dass die Häufigkeit extradyadischer Fantasien bei den Männern nicht nur größer, sondern auch weitgehend unabhängig von realen Partnererfahrungen ist. Bei Frauen dagegen zeigt sich, dass sie umso mehr extradyadische Fantasien haben, je mehr reale Sexualpartner sie hatten und je öfter sie in der aktuellen Partnerschaft fremdgegangen waren. Frauen, so könnte man diese

67 Reine Häufigkeitsdaten sind wenig aussagefähig. Das liegt daran, dass die gezählte Einheit unklar ist: Was heißt es beispielsweise, wenn gesagt wird, dass Männer »sechsmal am Tag« an Sex denken? Was ist »ein Mal«? Diese Zählweise setzt voraus, dass die Fantasie sich in gut unterscheidbaren Einheiten zeigt, die einen Anfang und ein Ende haben. Jemand, der sechsmal einen kurzen sexuellen Gedanken hat, würde als fantasieaktiver gelten als eine andere Person, die sich eine Stunde ausgiebig einer Fantasie widmet. Fantasien sind nicht zählbar, weil sie flüchtig sind.

Daten interpretieren, fantasieren »bezogener«, näher an realen Erfahrungen.

In Kapitel 9 hatten wir verschiedentlich den »männlichen Blick« bemüht und das Pendant, den weiblichen Blick, vernachlässigt. Eine aktuelle Studie zum Pornokonsum junger Erwachsener zeigt mit einer interessanten Differenzierung der beiden Blicke, wo sich große und wo nur minimale Geschlechtsunterschiede erkennen lassen.

In dem Projekt »Studenten-Sexualität« verfolgt das Hamburger Institut für Sexualforschung seit 1966[68] im 15-Jahres-Abstand Veränderungen des sexuellen Verhaltens junger Erwachsener (Schmidt 2000, Schmidt et al. 2006). Von den im Jahr 2012 Befragten hatten 645 Männer (91 % von 705) und 488 Frauen (53 % von 1135) Erfahrung mit dem Konsum von Pornos. Sie wurden gefragt, was ihnen bei Pornos gefällt (Schmidt 2012) (Tab. 18).

	Männer	**Frauen**
Masturbation, Person des gleichen Geschlechts	2 %	32 %
Masturbation, Person des anderen Geschlechts	73 %	18 %
Homo-Sex, Paar des gleichen Geschlechts	2 %	50 %
Homo-Sex, Paar des anderen Geschlechts	85 %	12 %
Hetero-Sex	98 %	98 %
(N; Selbstbeschreibung als »heterosexuell«)	645	488

Tab. 18: »Gefällt mir« im Porno

Aus der Tabelle lässt sich ablesen:

- Ist nur ein Geschlecht in einer Szene zu sehen (Masturbation und Homo-Sex), finden sowohl Männer als auch Frauen Darstellungen mit Frauen anregender.
- Männer finden Männer wenig attraktiv.
- Frauen sind weniger an Pornos interessiert. Wenn sie aber Pornos ansehen, sind sie weniger festgelegt als Männer.
- Heterosexuelle Paar-Szenen sind für beide Geschlechter hochattraktiv.

68 Im Abstand von 15 Jahren (1966, 1981, 1996, 2012) wurde jeweils eine große Stichprobe deutscher Studierender befragt.

Die Daten bestätigen das, was die Labor-Studien[69] von Chivers (Chivers 2010; Chivers et al. 2014) für die Männer feststellen und als »reizspezifisch« bezeichnen. Damit ist gemeint, dass Männer ein deutlicheres Reaktions-Profil haben, also eindeutiger auf die Reize reagieren, die ihrer sexuellen Orientierung entsprechen, und kaum auf Reize, die dem nicht entsprechen. Heterosexuelle Männer reagieren also (subjektiv und physiologisch) auf heterosexuelle Stimuli stark, auf homosexuelle gar nicht. Für homosexuelle Männer gilt das entsprechend umgekehrt. Frauen sind dagegen offener, reagieren »reizunspezifisch«. Dass Frauen auch auf sexuelle Reize reagieren, die ihrer Präferenz nicht entsprechen, wird durch eine unterschiedliche Informationsverarbeitung erklärt, wonach Männer auf einen teilnehmenden Modus festgelegt sind, Frauen dagegen offener seien und zusätzlich auch durch einen Zuschauerblick (von »außen«) erregt werden können (Bossio et al. 2014).

Die männlich »spezifische« Reaktion könnte sich durch die größere Homophobie der (heterosexuellen) Männer erklären lassen, die nicht nur positiv auf Frauen reagieren, sondern auch negativ auf sexuelle Szenen mit Männern[70].

Schmidt (2012b) liest die Daten der Hamburger Studie so: »Frauen erotisieren eher das Begehrtwerden (identifikatorischer Modus), Männer eher das Objekt (objektifizierender Modus).« Ausbuchstabiert würde das heißen, dass Frauen die Beobachtung erregter Frauen stellvertretend so erleben, als seien sie es selbst. Männer hingegen sehen nicht sich, sondern die Frau[71]. Das läuft darauf hinaus, dass sich für beide Geschlechter die Aufmerksamkeit stärker auf die Frauen richtet.

---

69 Die Methoden sind nicht genau vergleichbar. Laborstudien messen direkt online die Reaktionen, Interviewmethoden messen offline, im Nachhinein also, und sind damit erinnerungsanfälliger. Man könnte sich darüber streiten, ob diese Laborstudien überhaupt Aussagen zu Fantasien machen oder ob es reine Reiz-Reaktions-Studien sind. Ich habe sie hier berücksichtigt, weil ich es für plausibel halte, dass sie zumindest latente Fantasien aktivieren.

70 Die unspezifische Reaktion der Frauen wird gelegentlich mit dem Begriff der »erotic plasticity« (Baumeister 2000) in Zusammenhang gebracht. Dieser oft zitierte Begriff ist ein kurioses Beispiel für eine inhaltlosen »Erklärung«, die nur eine Umschreibung eines unverstandenen Sachverhalts ist.

71 Das wird in Studien, die sich auf die Methode des Eyetracking beziehen, die also im Laborsetting genau messen, wohin der Beobachterblick sich richtet, so interpretiert, dass Männer (auch) aus homophober Vermeidung nur die Frauen betrachten, während Frauen am Vergleich mit anderen Frauen interessiert sind und diese deshalb genauer ansehen (Amy Lykins, persönliche Mitteilung).

Diese Interpretation lässt sich mit Daten aus anderen Studien bestätigen, die den Einfluss der Beobachterposition bei sexuellen Stimuli zum Thema hatten. Sie zeigten durchweg, dass die Instruktion, sich als Teilnehmer einer sexuellen Szene vorzustellen, bei beiden Geschlechtern zu stärkerer subjektiver Erregung führte verglichen mit einer reinen Zuschauerposition (Both, Laan a. Everaerd 2011, Janssen, Carpenter a. Graham 2003; Kukounas a. Over 1993; Sheen a. Kukounas 2009).

In Bezug auf die nichtteilnehmende Zuschauerposition ist die Datenlage unklar. Both, Laan und Everaerd (2011) und Janssen, Carpenter und Graham (2003) kommen zu gegenteiligen Ergebnissen. Die erste Studie stellt fest, dass Frauen (im Gegensatz zu Männern) auch in der reinen Zuschauerposition Erregung erleben, die letztgenannte Studie findet das Entsprechende für Männer. Eine aktuelle Studie von Bossio et al. (2014) relativiert die von Janssen und seinen Kollegen gefundenen Geschlechtsunterschiede und kommt zum Ergebnis, dass die Perspektive relevanter als das Geschlecht ist. Bei beiden Geschlechtern führt die Teilnehmer-Perspektive zu stärkerer Erregung als die Beobachter-Perspektive.

Kinky[72] Sex

In Bezug auf unkonventionelle sexuelle Praktiken und Accessoires zeigen sich in der Hamburger Studie nicht nur überraschend wenige Geschlechts-Unterschiede. Die Daten stellen sogar infrage, ob die Kennzeichnung als »unkonventionell« angesichts der Beliebtheit überhaupt noch angemessen ist.

Das Spiel mit dem Fremdartigen und der »Fetischisierung« ist also bei beiden Geschlechtern nicht nur verbreitet, sondern auch beliebt.

Schmidt (2012b) fasst die geringen Geschlechtsunterschiede mit dem pointierten Satz zusammen: »Männer haben ihre ›paraphile Hoheit‹ eingebüßt«, womit er meint, dass paraphile Vorlieben in der Sexualwissenschaft durchweg als männertypisch galten. Damit weist er auf eine mögliche Veränderung hin, von der man wohl ausgehen

72 »Kinky« hat eine ganze Reihe von Bedeutungen, im Wesentlichen abartig, pervers, abgedreht. Im Amerikanischen ist »kinky sex« der Gegenpol zu »vanilla sex«. Letzterer stammt aus der Anlehnung an Vanille-Eis als meistgewählte und damit »konventionellste« Eiskremsorte. »Kinky« ist der Begriff, mit dem ungewöhnliche Praktiken auf nichtpathologisierende Weise beschreiben werden.

	Männer	Frauen
»Gefällt mir im Porno«		
Sex Toys	55 %	52 %
SM und Bondage	21 %	27 %
Leder, Latex, Fetisch	15 %	13 %
»Habe ich schon mal gemacht oder möchte ich gern machen«		
Dildo, Vibrator benutzen	67 %	70 %
Fesseln, Bondage	54 %	55 %
Leder, Latex, Fetisch	20 %	21 %
sexuelle Rollenspiele	57 %	50 %
Telefonsex	40 %	40 %
(N)	(707)	(1135)

Tab. 19: Kinky Sex

kann, selbst wenn keine direkten Zeitvergleiche vorliegen. Vielleicht drücken die Daten aber sogar noch mehr aus, dass nämlich bestimmte Verhaltensweisen ihre paraphile Bedeutung verloren haben: Das läge auf der Linie des Ressourcenmodells von Sexualität, wie es Schmidt selbst nachgezeichnet hat: Sexualität als Option, dies und das auszuprobieren, ohne davon getrieben zu sein. Dafür sprächen die bemerkenswert hohen Prävalenzzahlen, die sich ja auch so lesen lassen, dass die spielerische Ausweitung sexueller Inszenierungen normal geworden ist.

Wenn wir versuchen, zu einer qualitativen Zusammenschau der Datenlage zu kommen, lässt sich sagen:

Männer wie Frauen fantasieren häufig, und zwar unabhängig von der Häufigkeit sexueller Aktivität und Zufriedenheit. Beide beleben ihre Fantasien gern und häufig mit Accessoires wie Sex Toys und Fetischkleidung sowie sexuellen Inszenierungen wie Bondage, sexuellen Rollenspielen und SM-Praktiken.

Männer fantasieren unabhängiger von realen Beziehungen, sowohl was die Häufigkeit als auch die imaginierten Sexualpartnerinnen betrifft. Sie konzentrieren sich dabei auf Reize, die ihrer Präferenz entsprechen. Sie sehen sich häufiger in der aktiven, gelegentlich dominanten Position. Sie (heterosexuelle Männer) blenden andere Männer aus ihren Fantasien aus. Dabei ist für sie die Teilnehmerposition (in einer Fantasie-Szene) weitaus reizvoller als eine Position als rein beobachtender Zuschauer.

Frauen fantasieren »bezogener«, stellen sich also häufiger als Männer reale (frühere und gegenwärtige) Partner vor. Dabei sind sie auch auf Reize ansprechbar, die nicht ihrer sexuellen Präferenz entsprechen. Sie sehen sich häufiger in der rezeptiven, gelegentlich submissiven Position, lassen also gern mit sich machen. Das tun sie bevorzugt in einer imaginierten Teilnehmerperspektive, können aber auch eine Zuschauerposition erotisch besetzen.

Funktion von Fantasien: Kompensation, Kreativität, Antizipation

Damit sind wir bei der Frage, welche psychische Funktion sexuelle Fantasien haben. Sind sie lediglich Ausdruck persönlicher Vorlieben und Illustrationen des eigenen sexuellen Profils ohne eigene psychodynamische »Aufgabe«? Oder haben sie eine eigene psychische Funktion?

Mehrere Autoren haben bei der Analyse sexueller Fantasien auf den qualitativen Unterschied zwischen Fantasie und Handlung hingewiesen und beiden einen unterschiedlichen Aussagewert beigemessen. Sexuelle Interaktionen mit einem Partner haben demzufolge immer einen Kompromisscharakter, weil die beiden Partner sich aufeinander einstellen müssen und gegebenenfalls mit Rücksicht auf den anderen bestimmte Vorlieben nicht leben oder noch nicht einmal aussprechen können. Insofern erkenne man im sexuellen Verhalten nicht das »reine« sexuelle Profil einer Person. Anders in der Fantasie, in der ohne Rücksicht auf einen realen Partner die individuellen Vorlieben in »reiner« Form zur Geltung kommen können. Diese Unterscheidung ist nur im Ansatz richtig, weil sie davon ausgeht, dass in der Fantasie keine Zensur wirksam sei und dass kulturelle Regeln und Tabus keine Rolle spielten – was man in dieser absoluten Form durchaus infrage stellen kann. Außerdem ist die Art, wie jemand zu einem partnerschaftlichen Gleichgewicht beiträgt (aus Kompromissneigung, aus Rücksicht, aus Feigheit) ebenso aussagefähig über den sexuellen »Stil« einer Person wie die Fantasie im Solo-Setting.

Sind Fantasien Symptom eines Mangels nach dem Motto, der Glückliche brauche keine Fantasie? Oder lassen sie sich als kreative

Ressource verstehen, die gewissermaßen aus dem Überschwang die sexuelle Erlebensqualität bereichert? Bei genauerer Betrachtung ist das kein Gegensatz. So kann die Beschäftigung mit einer sexuellen Fantasie nach einer Enttäuschung vielleicht nicht »heilen«, aber doch Trost spenden und Gefühle der Leere kompensieren. Wenn das erfolgreich gelingt, steht diese kreativ entwickelte Möglichkeit irgendwann auch »präventiv« zur Verfügung.

Interessant ist eine andere Unterscheidung, nämlich danach, ob die Fantasien Vergangenheit wiederholen oder Zukunft antizipieren. Mit Ersterem ist gemeint, dass sie das verstärken, was bereits da ist, indem sie beispielsweise befriedigende Erlebnisse wiederholen. Fantasien können aber auch Wünsche sein, indem sie Ungelebtes, Ersehntes vorwegnehmen. Dazu zwei Beispiele[73]:

> Komme nach Hause – meine Partnerin erwartet mich in der Küche – hat ein blau-weiß gemustertes/marmoriertes Kleid mit vielen Falten und unten Saum – öffnet das Kleid oben und zeigt mir ihre Brüste – lacht mich an, dreht sich um – hebt den Rock über den nackten Hintern und legt sich mit dem Oberkörper auf die Anrichte – will, dass ich sie von hinten nehme.

Diese Fantasie eines Mannes bezieht sich auf einen vertrauten Kontext (Küche, Partnerin) und beschreibt ein Beziehungsangebot der Frau, das ihn als begehrten Mann in eine bestätigte Rolle bringt. Hier scheint ein eher »konservatives« Skript eine Rolle zu spielen, das nah an real erlebten sexuellen Situationen zu sein scheint und als stabilisierende Wiederholung dienen könnte im Sinne eines »es ist gut mit uns beiden«. Die Szene ist so realitätsnah, dass man sie gut als Wunsch lesen könnte, der sich in die Tat umsetzen ließe.

Anders die folgende Fantasie-Szene einer Frau:

> Ich stelle mir vor, in einer Art Scheune – gefesselt an den Handgelenken, an einen Balken gebunden, halb entblößt – zu stehen und von Männern und Frauen lüstern betrachtet zu werden.

73 Beide Beispiele sind aus einem Sexualtherapie-Seminar für Therapeuten. Die Autoren und deren Hintergrund kenne ich nicht, insofern sind die Interpretationen eher als hypothetische Spuren gemeint, die man verfolgen könnte.

Ohne nähere Information über das Leben der Autorin kann man nicht ausschließen, dass auch das eine Wiederholungsszene sein könnte, es ist aber unwahrscheinlich.

Die erste Szene spielt auf ein kulturell bereitliegendes Skript an, das einen bestimmten nächsten Schritt nahelegt. Ein erregter Mann fantasiert eine ihn aktiv auffordernde Frau – da liegen wenige Alternativen in der Luft. Die Szene beschreibt eine offene Gestalt: »1+1=«, und jeder weiß, dass jetzt »2« folgen muss. Die Fantasie öffnet mit dem ersten Teil ein etabliertes Skript, dessen Schließung eine hohe Vorhersagbarkeit hat.

Anders in der zweiten Szene: Hier wird ein Spannungsbogen geöffnet, aber nicht geschlossen. Die Autorin scheint von dem erregenden Zustand gefesselt (im doppelten Wortsinne) zu sein, der aber nicht nach Auflösung drängt. Das lüstern Betrachtetwerden ist bereits der erotische Peak, es verweist nicht notwendigerweise auf etwas anderes und will auch nicht woanders hin.

Der kasuistische Vergleich der beiden Szenen führt zu der theoretischen Frage, wie man sich das Verhältnis von Fantasie und Begehren vorstellen soll. Gibt es Begehren ohne Fantasie? Diese Frage hat auch unmittelbar therapeutische Konsequenzen für das Verständnis sexueller Störungen, insbesondere Störungen der sexuellen Lust.

Dafür sind Fantasien und Wünsche zu unterscheiden. Wünsche sind diejenigen Fantasien, die realisiert werden wollen. Daneben gibt es Fantasien, die eher den Charakter von Befürchtungen haben, die ambivalent sind oder aus denen sich keine weitere Bedeutung erschließt. Fantasiefreie Wünsche gibt es streng genommen nicht[74]. Selbst die konventionellsten Wünsche erfordern eine Prise Fantasie.

Fantasien sind oft nur indirekte Andeutungen von Wünschen. Die zweite Fantasie könnte als Wunsch so gelesen werden, dass die Autorin sich zwar nicht die konkrete Scheunen-Situation wünscht, aber einen äquivalenten alltagsnäheren Wunsch hat, als attraktive Frau von begehrenden Blicken gesehen zu werden.

74 Nicht zu verwechseln mit unkreativen Wünschen. Die gibt es massenweise.

Von der Perversion zur »normalen« Erregung

Eine sehr dezidierte und hoch differenzierte Theorie zur engen Verbindung zwischen Fantasie und Begehren hat der Psychoanalytiker Robert Stoller (1979) vorgelegt.

Für seine Theorie, wie sexuelle Erregung zustande kommt, wählt er einen ungewöhnlichen Ausgangspunkt. Stoller hat sich ausführlich mit der Psychodynamik sexueller Perversionen (Stoller 1979) befasst und nutzt das, was er als perverses Muster identifiziert hat, zur Analyse der »normalen« sexuellen Erregung.

Seine psychodynamische These zu Perversionen[75] besagt, dass sie Symptombildungen seien, mit denen ein erlebtes Trauma in der Weise bewältigt wird, dass es im perversen Akt in einen Triumph mündet. »Vom Trauma zum Triumph« ist die Formel. Stoller fasst den Traumabegriff sehr weit. Es kann sich um Situationen kindlicher Ohnmacht, des bedürftigen Angewiesenseins, des Kleinseins, der Frustration handeln. Der Triumph liegt darin, dass die ursprüngliche traumatisierende Situation wieder aufgesucht, aber so inszeniert wird, dass sie anders ausgeht. Die ursprüngliche Opfer-Position wird verlassen und eine Täter-Position eingenommen.

Ein prototypisch verkürztes Beispiel ist der Junge, der wegen seiner Schüchternheit und seines schmächtigen Wuchses von der Mutter und den beiden Tanten verspottet wird. Mit seinen späteren exhibitionistischen Handlungen rächt er sich stellvertretend an den Frauen, die er so erschreckt. Ihr Erschrecken beschert ihm ein triumphales Hochgefühl, das im Orgasmus mündet.

Diese Erklärungsfigur »Vom Trauma zum Triumph« legt Stoller auch der allgemeinen Analyse der sexuellen Erregung zugrunde, wobei er sich hier nicht auf manifeste Handlungen bezieht, sondern auf Fantasien, die einer bestimmten Dramaturgie folgen.

Die Funktion sexueller Fantasien ist es demnach, ein Problem zu erzeugen, um es dann zu lösen. Die Spannung zwischen Problem (z. B. Unsicherheit, nicht gewollt zu werden, nicht attraktiv zu sein) und Lösung (z. B. verführen, sich rächen oder sich Sex mit

75 Stoller setzt sich explizit gegen die in der offiziellen psychiatrischen Diagnostik (ICD, DSM) übliche Diktion ab mit dem Argument, dem Begriff Perversion sehe man noch das »Böse« an, das in dem Paraphilie-Begriff neutralisiert sei.

List erschleichen) macht die Erregung aus. Erregung ist damit immer mit einer Prise Angstlust verbunden, weil unklar ist, wie es ausgeht.

Sexuelle Erregung braucht also ein Szenario. Die Story ist ein Abenteuer, in dem der Held Risiken entkommen muss. Dabei werden in der sexuellen Erregung biografisch relevante Traumata aktualisiert (=Problem), um dann überwunden zu werden (= Lösung). Die Story ist eine als Fiktion verkleidete Autobiografie, in der intrapsychische Konflikte verborgen sind, die schließlich gut ausgehen, am besten mit dem Schlussakkord des Orgasmus.

Durch das Oszillieren zwischen der antizipierten Gefahr, dass sich das Trauma wiederholen könnte, und ihrer Überwindung entsteht Erregung. Die sexuelle Fantasie wird so ausgestaltet, dass – spannungserhöhend – eine Bedrohung ins Spiel gebracht wird, die dann – spannungslösend – überwunden wird. Diese »kontrollierte Ungewissheit« ist ein zentrales dramaturgisches Moment. Was Gefahr ist, lässt sich nur biografisch erschließen (z. B. nicht angenommen sein, nicht attraktiv sein, nicht männlich sein, gedemütigt werden).

Um die Gefahr zu überwinden, brauche es – so Stoller – einen Schuss Feindseligkeit gegenüber der Person, die die Gefahr repräsentiert, also dem realen oder fantasierten Sexualpartner. Diese Feindseligkeit kann sich darin ausdrücken, dass man den andern außer sich bringen will, dominieren, penetrieren, ohnmächtig machen oder auch – die passiv aggressive Variante – sich ihm verweigern will. Das folgt einer Dramaturgie von Rache mit einem Begleitgefühl von Feindseligkeit. Sie, die Feindseligkeit, ist für Stoller ein unverzichtbarer Teil erotischer Spannung. Ohne sie funktioniert der Triumph nicht und es herrscht Indifferenz oder Langeweile. Dabei denkt Stoller in durchaus feinen Dosierungen. Es geht um eine Spur Feindseligkeit, »a whisper of hostility«, wie es im Original heißt.

Diese kann sich in verschiedenen Formen zeigen. Unter anderem nennt Stoller die Fetischisierung: Ein Sexualpartner wird dehumanisiert (fetischisiert), indem ein Aspekt (Körperteil, Verhaltensweise) isoliert und besonders betont wird. Dieser Fetisch wird erotisch besetzt und begehrt. Der »ganze Mensch« ist erotisch uninteressant.

Auch Abwertung gehört zu den häufigen Möglichkeiten, Feindseligkeit in die Fantasie einzuweben. Hier hat Stoller freilich, ohne es recht zu kennzeichnen, einen Gedankengang von Freud (1912) übernommen, den dieser in der Arbeit »Über die allgemeinste Erniedrigung des Liebeslebens« (S. 88 ff.) ausführt. Ich beziehe mich im folgenden Absatz auf das Original, auf Freud also. Er schreibt:

> »Es bedarf eines Hindernisses, um die Libido in die Höhe zu treiben, und wo die natürlichen Widerstände gegen die Befriedigung nicht ausreichen, haben die Menschen zu allen Zeiten konventionelle eingeschaltet, um die Liebe genießen zu können.«

Um sexuelle Erregung zu gewährleisten, muss demnach ein Aspekt von Fremdheit möglich sein. So kann beispielsweise der Exhibitionist nicht vor der Ehefrau exhibieren und der Voyeur kann nicht seine feste Partnerin belauschen.

Freud argumentiert etwa so: Bei der »psychischen Impotenz« und anderen neurotischen Störungen sind zwei Strömungen, die zärtliche und die sinnliche (gemeint: sexuelle), nicht zusammengetroffen. Die zärtliche ist die ältere, die ihren sexuellen Inhalt bis zur Pubertät nicht kennt. Dann kommen die sinnlichen Bestrebungen in den Vordergrund. Sie werden aber durch das Inzesttabu gehindert und müssen sich deshalb fremden Objekten zuwenden. Die Libido wendet sich von der Realität ab und ersetzt die früheren Sexualobjekte durch fremde. Durch diesen Ersatz werden sie erst bewusstseinsfähig.

Wenn nun eine Person zu sehr geschätzt wird, mündet das wegen des Inzesttabus in »erotisch unwirksame Zärtlichkeit« (Freud 2012, S. 82). Das Liebesleben bleibt gespalten:

> »Wo sie lieben, begehren sie nicht, und wo sie begehren, können sie nicht lieben.«

Das Hauptschutzmittel, um die Liebesspaltung aufrechtzuerhalten, besteht in der

> »psychischen Erniedrigung des Sexualobjektes, während die dem Sexualobjekt normalerweise zustehende Überschätzung dem inzestuösen Objekt und dessen Vertretungen reserviert wird. Sowie die Bedingung der Erniedrigung erfüllt ist, kann sich die Sinnlichkeit frei äußern« (S. 83).

Soweit Freud, der sich ausdrücklich auf Männer bezieht, während Stoller seine Theorie für beide Geschlechter anwendet.

Eine zentrale Funktion der Fantasie – so Stoller – dient dazu, ein kohärentes Selbst zu gewährleisten (das gewissermaßen dauergefährdet ist), indem die Person, die es gefährdet, überwunden, besiegt, erniedrigt, fetischisiert oder bestraft wird. Damit wird das Selbst vor Angst geschützt.

Ein subtiles dramaturgisches Element sieht Stoller im Verhältnis zwischen Fantasie und Realität. Fantasien oszillieren zwischen Illusion und Realität: Es muss eine gewisse Risiko-Spannung entstehen, aber zugleich muss echtes Risiko vermieden werden. Eine Seite der Person weiß, dass es Illusion ist und damit unter Kontrolle. Damit wird der »delicious shudder« aufrechterhalten. Eine andere Seite tut so, als sei es real und »überzeugt damit die Genitalien, und die Tumeszenz macht momentan die Story überzeugend«, wie Stoller das sehr nett formuliert.

Stoller schließt mit den Worten:

> »Meine Theorie beschreibt sexuelle Erregung lediglich als ein weiteres Beispiel dafür, was andere schon seit Jahrtausenden gesagt haben: dass der Mensch keine besonders liebenswerte Spezies ist – speziell dann, wenn er Liebe macht. Schade« (S. 35).

Das folgende Beispiel einer Frau[76] illustriert die Feindseligkeit, die Stoller meint.

> Ich gehe in ein Café und suche einen Tisch, an dem ein Mann sitzt, der mir gefallen könnte, und frage ihn, ob ich Platz nehmen darf. Beim Kaffee sage ich dem Mann, dass ich mit ihm schlafen möchte.
>
> Er ist verwundert und angemacht. Ich sage ihm, dass wir in seine Wohnung gehen sollten. Schon auf der Treppe küsse ich ihn wild und fasse an seinen Schwanz, der steif ist. Im Wohnzimmer haben wir ein heftiges Liebesspiel, er ist außer sich. Ich küsse ihn zart und sage, dass er mich haben kann, wenn ich im Bad war.
>
> Er lässt von mir ab, ich geh aus dem Zimmer – und verlasse klammheimlich die Wohnung, laufe lachend und aufgekratzt die Treppe runter und stelle mir vor, wie er sich nach mir verzehrt.

Die Feindseligkeit ist offensichtlich: Die Frau lockt den Mann mit einem Versprechen zu sich, um ihn dann triumphierend lachend, mit einer guten Portion passiver Aggression, sitzen zu lassen und mit seiner Erwartung zu blamieren.

76 Ich verdanke das Beispiel Gunter Schmidt. Den biografischen Hintergrund und weitere Informationen über die Klientin habe ich nicht.

Wir haben in diesem Fall keine biografischen Angaben. Folgt man aber Stoller, so könnte man die Hypothese prüfen, ob sich in der Vorgeschichte schmerzliche Enttäuschungserlebnisse mit relevanten Männerfiguren finden lassen, die die gewünschte Nähe nicht erlaubt haben.

Analyse von Fantasien

Wie lassen sich nun Fantasien auswerten, um sie therapeutisch nutzen zu können? Der Schlüssel geht über eine Analyse der Dramaturgie. Dafür sind eine Reihe von Fragen hilfreich:

- Welche Position nimmt der Erzähler ein (Beobachter oder Teilnehmer; Täter/Opfer)?
- Was ist die explizite Handlung, was das implizite Thema?
- Wird ein Wunsch und/oder eine Befürchtung thematisiert?
- Was erzeugt Spannung? (Welche Gefahr lauert? Welcher offene Ausgang liegt nahe?)
- Wodurch wird Sicherheit erzeugt und Angst reduziert?
- Wie wird die Spannung gelöst?
- Welche Problem-Lösungs-Dramaturgie wird inszeniert?
- Von welcher Sehnsucht erzählt die Fantasie?
- Was kann der Traum, das die Realität nicht könnte? Inwieweit ist der Traum Wunscherfüllung?

Für eine therapeutische Auswertung ist natürlich die Kenntnis der Lebenssituation erforderlich, um die Analyse in einen sinnvollen Kontext zu stellen. Aber auch ohne diesen Hintergrund lässt sich aus den Beispielen einiges herauslesen. Nehmen wir das letzte Beispiel:

Die Erzählerin erzählt sich in eine teilnehmende »Täter«-Position, indem sie gleich zu Beginn die Initiative ergreift. Sie scheint den Ablauf genau geplant zu haben, insofern etabliert sie durch ihr Skript eine Sicherheit, die aber dadurch *gefordert* wird, dass zu Beginn nicht klar ist, ob der Mann mitspielen wird oder nicht. Er könnte sich weigern oder er könnte sie nicht auf die Toilette lassen. Die Wohnung könnte einen Zuschnitt haben, der ihr das Abhauen nicht einfach macht. Der Kitzel besteht in einer geplanten Täuschung des Mannes. Ob diese gelingt, ist die offene spannungserhöhende Frage. Nachdem sie gelungen ist, triumphiert sie. Die manipulative Täuschung ist gelungen.

Und wenn keine Fantasien zu erkennen sind?

Fantasien spielen bisher in der Sexualtherapie aus dem einfachen Grund kaum eine Rolle, dass sie wenig thematisiert werden. Das wiederum liegt daran, dass sie selten spontan berichtet werden, ihre Details meist nicht ohne Weiteres zugänglich sind und die Therapeuten nicht die Geduld für eine genaue Exploration aufbringen. Dies umso weniger, wenn es sich um ich-syntone Inhalte handelt, wie beispielsweise bei der sexuellen Sucht. Ähnliches gilt bei der Diagnostik und Therapie von Paraphilien, da allerdings mehr als sexuelle Zwangsgedanken, die die Betreffenden lieber los wären oder zu denen sie zumindest ein zwiespältiges Verhältnis haben.

Man darf sich Fantasien in der Sexualtherapie nicht als das Erzählen kreativer Geschichten vorstellen, die ohne große Mühe erfragt werden können und die dann leicht nachvollziehbares Material darstellen, das zum Problemverständnis genutzt werden kann. Oft genug sind nur Fragmente zu erfahren. Zudem liegen Fantasien auch nur zum Teil in fertiger, bewusstseinsnaher Form vor. Zum weitaus größeren Teil müssen sie erst aus dem vorbewussten Gedächtnis geholt werden.

Eine prototypische Gesprächssequenz bei Klienten, die selbst oder deren Partner an ihrer Lustlosigkeit leiden, verläuft etwa so:

Therapeut Ich habe verstanden, dass Sie keine Lust haben auf diese Art Sex, wie Sie ihn bisher praktiziert haben.

Klient Genau.

Therapeut Können Sie denn sagen, worauf Sie stattdessen Lust haben?

Klient Ich weiß es nicht.

Therapeut Im Moment können Sie es nicht sagen. Möchten Sie es denn herausfinden?

Klient Wenn das was nützt.

Therapeut Ob es etwas nützt, weiß ich vorher auch nicht. Interessiert es Sie denn, sich auf die Suche zu machen?

KLIENT Wie soll das denn gehen?

THERAPEUT Darüber können wir gleich sprechen. Sie müssten halt überlegen, ob es sich für Sie lohnen könnte, diese Seite Ihrer Person, Ihrer Männlichkeit kennenzulernen. Ob Sie sich die Zeit nehmen wollen. Das geht nicht so schnell, weil Sie es ja im Moment nicht einfach abrufen können.

Mit dieser Art von Gesprächsführung wird die Fantasieanalyse zu einem eigenen »Projekt« innerhalb der Therapie und damit ernst genommen als relevantes Thema der persönlichen Entwicklung, das nicht einfach beiläufig behandelt werden kann.

Zwei Interventionen sind besonders geeignet, das ISS und die Reise in den erotischen Raum (Kap. 7). Beide gehen nicht davon aus, dass die Fantasien beim Klienten vorliegen und dort per Interview abgeholt werden können. Vielmehr sind beide Verfahren konstruktiv, erzeugen also erst die Fantasien. Beim erotischen Raum ist das noch offensichtlicher, weil er ein aktives Bild vorgibt, innerhalb dessen dann die Klienten ihre Fantasie zum Laufen bringen können. Das ISS gibt das zwar nicht vor, unterstellt aber, dass es so etwas wie eine ideale sexuelle Begegnung gäbe, obwohl auch diese erst kreiert werden muss.

Diese konstruktiven (nicht re-konstruktiven) Methoden erzeugen aber keine beliebigen Erfindungen, weil sie nur etwas aktivieren können, was im Kern da ist und aus der Latenz geholt werden kann. Die über diese Methoden angestoßenen Geschichten sind aussagefähiges Material.

11 Bewegungen

Aus den in den Kapiteln 2–10 beschriebenen Leitunterscheidungen haben sich eine Reihe von Interventionen entwickeln lassen. Damit steht eine gut gefüllte Tool-Box zur Verfügung, aber noch kein übergeordnetes Konzept, in welcher Phase der Therapie und in welchen Situationen welche dieser Interventionen angemessen sind. Das ist in einem prozessorientierten Therapieverständnis, das nicht schematisch vorgeht, auch nicht so einfach möglich. Die systemische Sexualtherapie folgt eher einer Philosophie des situationsabhängigen Navigierens. Umso mehr stellt sich die Frage nach einer rationalen Logik des therapeutischen Vorgehens. Eigentlich wäre hier eine Meta-Theorie der therapeutischen Prozess-Steuerung fällig. Die gibt es noch nicht. Wenn es sie aber gäbe, würde sie (mindestens) drei wichtige Funktionen beinhalten, auf die ich abschließend näher eingehen möchte: öffnen, schließen, innehalten.

Die schließende Bewegung: von der Mehrdeutigkeit zur Eindeutigkeit

Mit schließenden Interventionen sind solche gemeint, die den Schritt von einer mehrdeutigen, unentschiedenen Situation in die Eindeutigkeit avisieren und damit einen Prozess beenden. Grammatikalisch entspräche diesen Interventionen der Punkt, der eine Aussage abschließt. Dazu rechnen etwa alle Interventionen, die auf Positionierung, Stellungbeziehen hinauslaufen (z. B. das Liebhaber-Profil oder Verstärkungssätze).

Diese Bewegung führt von einer Unklarheit (z. B. was jemand überhaupt will, wie er sich entscheiden soll, wie er etwas bewerten soll) zu einer Stellungnahme und Positionierung. Dieser Weg ist angesagt, wenn Klienten keine klare Orientierung haben und im Zustand des Zweifelns und Grübelns bleiben. Das spielt in therapeutischen Situationen zum Beispiel dann eine Rolle, wenn nachdenken keine weitere Klärung bringt, wenn einsichts- und reflexionsorientiertes Vorgehen ausgereizt ist und Entscheidungen (= Vereindeutigungen) fällig sind. Das ist der Fall bei Schwellensituationen, etwa bei der initialen Frage, ob überhaupt Therapie stattfinden soll, oder bei der Verantwortung, sich auf eine therapeutische Intervention einzulassen.

Manuel und Nicole haben mit Rücksicht auf eine traumatische Vorgeschichte in Nicoles Jugend darauf verzichtet, miteinander Geschlechtsverkehr zu haben. Beide haben sich ernsthaft und lange mit den Folgen der Traumatisierung auseinandergesetzt. Sie möchten sich nun nicht mehr von der Vergangenheit bestimmen lassen, haben aber zugleich viele Befürchtungen, was passieren könnte, wenn sie sexuell einen Schritt nach vorn machen. In die Therapie bringen sie die ambivalente Frage, wie sie schlechte Erfahrungen vermeiden können, ohne gleichzeitig in einer vermeidenden Stagnation hängen zu bleiben. Die therapeutische Herausforderung besteht hier darin, aus der lähmenden Mehrdeutigkeit der Ambivalenz und der befürchteten Folgen sexueller Aktivität herauszukommen, indem eine Eindeutigkeit dadurch ins Auge gefasst wird, dass der Schritt vom nachdenklichen Zögern zur Erfahrung vorgeschlagen wird. Das kann für das Paar so umgesetzt werden, dass beide sich in eine reale Situation begeben, die leicht genug ist, um realisiert zu werden, die aber zugleich schwer genug ist, um eine neue Erfahrung zu ermöglichen. Eine auf die Schwellenangst der beiden Partner zugeschnittene Intervention könnte sein, dass beide die Aufgabe bekommen, sich nackt nebeneinanderzulegen und 10 Minuten lang diese scheinbar einfache (für das Paar aber herausfordernde) Erfahrung körperlicher Intimität zu erproben.

Die öffnende Bewegung: von der Eindeutigkeit zur Mehrdeutigkeit

Als öffnende Interventionen werden diejenigen verstanden, die einen Prozess initiieren und damit den Schritt von der Eindeutigkeit in die Mehrdeutigkeit im Blick haben. Grammatikalisch entspricht diesen Interventionen das Komma, das eine Aussage noch offenlässt. Die meisten Interventionen, die ein Reframing beinhalten, gehören hierher (z. B. Lustlosigkeit als Kompetenz).

Eine solche Intervention führt von einem unbeirrbaren, eindeutigen Problemverständnis (z. B. darüber, wer schuld ist, was die Ursachen sind, was krank und gestört ist) zu einem flexibleren Blick (»so könnte man es auch sehen«). Das kann dann ein sinnvoller Weg sein, wenn Klienten sich in einer unbeirrbaren Sichtweise festgebissen haben, z. B. was sexuell normal sei, was ein Mann bringen müsse, was von einem Partner zu erwarten sei, was ein körperliches Symptom zu bedeuten habe.

Ralf ist in einem verbitterten Leidensdruck festgehalten, dass er seine Ejaculatio praecox als beschämend erlebt und keinen Ausweg sieht. Die therapeutische Aufgabe kann nun darin bestehen, mit ihm zu verhandeln, ob er andere Formen sexueller Initiativen interessant finden und wieder in ein Gefühl der Handlungskompetenz gelangen kann, ohne sich als »Problem-Opfer« seines Symptoms zu erleben. Das setzt voraus, dass der Therapeut die Problem-Erzählung anders liest als Ralf. Für den Klienten ist das Symptom das Ende der Geschichte. Grammatikalisch gesprochen, folgt hinter seinem Symptom ein Punkt (»Das war's.«). Der Therapeut kann nun die Problem-Erzählung anders interpunktieren. Indem er statt des Punktes ein Komma vorschlägt, führt er die Problem-Erzählung dort fort, wo der Klient sie beendet hat. Etwa mit Fragen in dieser Richtung: »Angesichts Ihrer Tendenz zu einer frühzeitigen Ejakulation – lohnt es sich für Sie, Möglichkeiten zu überlegen und zu entwickeln, wie Sie Ihre Sexualität gestalten können?«

Öffnen und schließen

Die beiden Funktionen sind wechselseitig voneinander abhängig, also über eine antagonistische Logik verbunden. Jede Funktion »braucht« die Gegenfunktion. Schließen kann man nur einen Prozess, der vorher geöffnet war. Und umgekehrt lässt sich nur ein geschlossener Prozess öffnen.

Ähnlich wie körperliche Bewegungen (einatmen und ausatmen, beugen und strecken, essen und ausscheiden) sind solche antagonistischen Bewegungen Merkmale lebendiger Prozesse. Sie halten damit lebende Systeme in einem balancierten Fließgleichgewicht.

In der Therapie haben wir es in der Regel mit Systemen (z. B. Paaren) zu tun, deren Fließgleichgewicht stagniert, bei denen also kein funktionaler Wechsel von öffnenden und schließenden Prozessen stattfindet. Die Stagnation – und der damit verbundene Leidensdruck – lässt sich dadurch erklären, dass eine der beiden Funktionen dominiert und der Übergang zur andern Funktion behindert ist.

Eine rein schließende Dynamik lähmt das Geschehen dann, wenn bei Lösungsversuchen Mehrdeutigkeit vermieden wird, wenn alternative Sichtweisen schnell verworfen werden oder gar nicht erst ins Spiel kommen. Gefühle der Ausweglosigkeit und des Eingeengtseins stehen hier im Vordergrund. (»Es geht ja doch nicht.«)

Eine rein öffnende Dynamik blockiert das Geschehen, wenn Eindeutigkeit vermieden wird, wenn also angesichts einer zu großen Zahl von Alternativen Wichtiges und Unwichtiges nicht unterschieden werden kann, Gestaltbildungen nicht möglich sind, der Wald vor lauter Bäumen nicht mehr gesehen wird. Hier begleiten Gefühle der Verwirrung, des Chaotisiertseins das Geschehen (»Ich blicke nicht mehr durch«).

»Schließend« dominiert	**»Öffnend« dominiert**
zu wenige Alternativen	zu viele Alternativen
Eindeutigkeit	Mehrdeutigkeit
Ausweglosigkeit	Verwirrung
unklarer Weg	unklares Ziel
»Gefängnis«	»Wüste«
unterkomplex	überkomplex

Tab. 20: Stagnation durch Dominanz eines Prinzips

Meist suchen die Klienten Lösungen für ihre Probleme innerhalb der Logik, in der sie entstanden sind und die ohnehin schon dominiert: mehr desselben. Wer Alternativen fürchtet und sich auf eine begrenzte Sichtweise festgelegt hat, wird die Lösung in schließenden Prozessen suchen, also noch mehr an derselben Stelle des dicken Brettes bohren, statt den Blick zu öffnen und Alternativen in Betracht zu ziehen.

Fallbeispiele für eine solche schließende Stagnation und eine Unterfunktion öffnender Prozesse sind:

Kapitel 2	Martin	S. 32
Kapitel 3	Partner von Daniela und Curt	S. 51
Kapitel 4	Anton	S.66

Kapitel 5	Hans	S. 88
Kapitel 6	Richard und Erika	S. 101
Kapitel 6	Matthias und Ev	S. 116
Kapitel 7	Nicole und Ernst	S. 129
Kapitel 8	Monika und Peter	S. 135
Kapitel 9	Luis	S. 154

Und umgekehrt: Wer den Überblick verloren hat angesichts der vielen Möglichkeiten und dadurch Entscheidungsschwierigkeiten hat, wird noch weitere Möglichkeiten suchen mit der Überzeugung, die richtige noch nicht gefunden zu haben, statt Unterscheidungen zwischen wichtigen und unwichtigen Alternativen zu suchen und auszuwählen.

Fallbeispiele für eine solche »öffnende« Stagnation und eine Unterfunktion schließender Prozesse sind:

Kapitel 2	Regina	S. 32
Kapitel 3	Harry	S. 60
Kapitel 4	Evelyn	S. 82
Kapitel 8	Hans	S. 141
Kapitel 8	Rita und Volker	S. 143
Kapitel 11	Manuel und Nicole	S. 179
Kapitel 11	Ralf	S. 180

Die öffnenden/schließenden Schritte sind nicht identisch mit dem Begriffspaar Hinwendung/Vermeidung in Kapitel 2. Dort geht es um Absichten, sich mit einer sexuellen Aktivität einem positiv erlebten Ziel zuzuwenden *(approach)* oder negativ bewerteten Konsequenzen aus dem Weg zu gehen *(avoidance)*. Dagegen ist das öffnend/schließend-Paar nicht als Motiv zu verstehen, sondern als Prozess-Funktion, die sich über die Wirkung definiert. Dieser Unterschied zwischen Motiv und Wirkung ist bedeutsam.

Dazu ein Beispiel:

Adam will Eva verführen. Er tut das, indem er ihr aufwendige Geschenke macht. Eva fühlt sich aber dadurch bedrängt, erlebt seine Initiative als aufdringlich und gibt sich deshalb zurückhaltend und spröde. Auf der intentionalen Ebene haben wir es mit einem Konflikt zwischen den Absichten eines hinwendungsmotivierten Mannes und einer vermeidungsmotivierten Frau zu tun. Ob dieser Konflikt aber eine schließende oder öffnende Wirkung hat, kommt nun auf die Reaktion der beiden Partner an:

Akzeptiert Adam Evas Ablehnung und gibt auf, hat die Interaktion eine schließende Funktion.

Akzeptiert er sie nicht und fühlt sich durch ihre Zurückhaltung noch mehr angespornt, hat die Interaktion eine öffnende Funktion.

Dabei sind schließende und öffnende Wirkung nicht parallel. Eine sexuelle Kommunikation (zwischen zwei Partnern) ebenso wie eine therapeutische Kommunikation (zwischen Klient und Therapeut) ist erst dann geschlossen, wenn *beide* Partner die schließende Wirkung akzeptieren (»So ist es«). Wenn nur einer der beiden das nicht tut, bleibt die kommunikative Sequenz offen.

Die Fortsetzung ständig offenbleibender Kommunikation – nicht entscheiden, nicht loslassen, nicht »gut sein« lassen – kann mühsam sein: Es gibt kein Ergebnis, keine Einsicht, keinen Entschluss, keine relevante Tat. Wenn aber weder der öffnende Modus zu einer neuen Perspektive führt, noch ein schließender Modus möglich ist, um »zum Punkt kommen«, stellt sich die Frage nach einer dritten Möglichkeit.

Innehalten

Innehalten meint, sich mit einem ergebnis- und entscheidungsoffenen Blick der emotionalen Lage und den Handlungsalternativen zuzuwenden, ohne sich einem empfundenen Handlungsdruck zu unterwerfen. Formal handelt es sich um eine Weder-noch-Alternative, um das Verweilen an einer Schwelle, ohne dass – zunächst jedenfalls – ein Handlungsschritt vollzogen wird.

Ich will auf drei »Techniken« des Innehaltens eingehen, das Wundern und Staunen, das Verlangsamen und das Schweigen.

Wundern und Staunen

In den Problemberichten von Klienten sind immer Vorannahmen enthalten, die nicht ausgesprochen werden, die aber entscheidend dafür sind, dass Tatsachen als Probleme wahrgenommen werden.

In dem Satz »Mein Mann hat sich nie eine schöne erotische Situation ausgedacht« läuft die Vorannahme der Erzählerin mit, dass der Mann erotisch initiativ und kreativ sein müsse. Mit dieser Vorannahme quält sie sich und ihren Mann, der sich umso mehr verschließt, je nachhaltiger sie ihm Vorwürfe macht.

Staunende Fragen bieten die Chance, zu einer Musterunterbrechung zu führen und einen Moment des Innehaltens zu erzeugen. Das funktioniert allerdings nicht auf einer rein rhetorischen Ebene. So könnte die Frage »*Wie kommen Sie zu der Annahme, dass Ihr Mann auf Ihren Wunsch eingehen sollte?*« von der Frau mit dem Subtext gehört werden: »*Wie können Sie nur so blöd sein und das von Ihrem Mann erwarten?*« Sie würde sich abgewertet und unverstanden fühlen.

Produktiv werden solche Fragen nur, wenn der Therapeut aus einer empathisch staunenden Haltung fragt, also »wirklich« staunt. Damit kann er eine doppelte Botschaft des Verstehens und des Nichtverstehens vermitteln. Er äußert zunächst Verständnis dafür, dass sie versucht hat, den Mann mit Vorwürfen zu verändern, und holt sie damit bei ihrer enttäuschten Klage ab. Im zweiten Schritt äußert er sein Erstaunen, warum sie an dem Versuch festhält, obwohl sie damit keinen Erfolg hat. Etwa so:

»Das ist ja für Sie eine enttäuschende Erfahrung, wenn Sie das Gefühl haben, dass Ihr Mann kein erotisches Interesse an Ihnen zeigt. Wenn ich Sie richtig verstehe, versuchen Sie schon eine ganze Zeit erfolglos, ihn durch Vorwürfe zu verändern. Mich wundert, warum Sie das weitermachen, obwohl Sie ja selbst sagen, dass es nichts nützt.«

Verlangsamen

Temposteuerung ist ein wichtiges Prozess-Merkmal in der Psychotherapie. Dabei sind zunächst die Tempi neutral. Schnelles, zügiges und langsames, bedächtiges Vorgehen sind zwar im Prinzip gleichwertig. Wenn es aber um das Innehalten geht, hat das langsame Vorgehen eine weitaus größere Bedeutung. Es erlaubt gründlicheres Nachdenken, weil dann der akute Handlungs- und Entscheidungsdruck nicht im Vordergrund steht. Wenn man Therapie nicht nur unter lösungsorientierten Vorzeichen sieht, sondern als eine Veranstaltung, die Selbstreflexion ermöglichen soll, ist das Verlangsamen ein entscheidendes Element. Es ist Voraussetzung dafür, aus dem laufenden Prozess auszusteigen und eine Meta-Position der Selbstbeobachtung einzunehmen.

Das Verlangsamen selbst ist kein inhaltlicher Vorgang, sondern ein Modus der Aufmerksamkeitssteuerung. Er ist dann angezeigt, wenn Klienten in einem getriebenen Zustand sind, sich also aufgrund ihres Leidensdrucks in Handlungsnot fühlen. Dieser Zustand entsteht, wenn sie von einem vergangenheitsfokussierenden »weg vom Problem« nahtlos zu einem zukunftsfokussierenden »hin zur Lösung« wollen und dabei die Gegenwart überspringen.

Alle achtsamkeitsorientierten Ansätze haben diese Hier-und-Jetzt-Perspektive im Blick, eine Zentrierung auf die Gefühle und Gedanken, die gegenwärtig sind, ohne irgendwohin zu wollen. Hier gibt es ein breites Spektrum, das von zeitintensiver Achtsamkeitsmeditation bis hin zu weniger umfänglichen Interventionen reicht[77].

Die zentrale Intervention lautet: »Was fühlst du jetzt?«. Also nicht »Woran erinnert dich das?« (Vergangenheit) und auch nicht »Was möchtest du verändern?« (Zukunft). Diese Gegenwartsverankerung ist die unabdingbare Voraussetzung für das Innehalten. Es unterbricht den veränderungsorientierten Strom und konzentriert sich auf das Ist statt auf das Soll, ist also unabhängig von Bewertungen oder erstrebten Zielen.

Schweigen

Der Prototyp des Innehaltens ist die schweigende Pause. Schweigen ist eine interessante Intervention, weil ihm eine Bedeutung gegeben wird, ohne dass diese sich auf einen expliziten Inhalt beziehen könnte. Schweigen kann in der therapeutischen Interaktion eine öffnende oder eine schließende Funktion haben.

Öffnendes Schweigen ist spannungserhöhend. Das kann der Fall sein, wenn das Schweigen vom Gegenüber als Verschweigen gedeutet wird mit der Vermutung, dass etwas Relevantes nicht gesagt wird. Die schweigende Pause ist dann ein Warten auf Fortsetzung. Das kann sogar eine Form der Eskalation zwischen den Beteiligten sein, wenn rivalisierend geschwiegen wird (»Ich sage nichts, solange du nichts sagst«). In der Sexualtherapie kann das vorkommen, wenn

77 Ein ausgezeichnetes Beispiel ist das »Achtsamkeits-Übungsbuch« von Weiss, Harrer und Dietz (2012).

Schamgefühle beide Beteiligten daran hindern, das auszusprechen, was beide denken, zu dem sie sich aber nicht bekennen mögen. Die Scham muss dabei keineswegs nur vom Klienten empfunden werden. Situationen, in denen die Scham des Therapeuten dazu führt, dass ein heikles Thema vermieden und verschwiegen wird, sind keine Seltenheit.

Die Klientin klagt, sie fühle sich von ihrem Mann nicht als Frau wahrgenommen. Der Therapeut ist sich unsicher, ob sie das sexuell meint, im Sinne von »nicht begehrt«. Um sich aber keine Blöße zu geben, schweigt er oder beschränkt sich auf ein »Hm« und wartet, ob die Klientin mehr sagt. Diese ist sich über die schweigende Reaktion des Therapeuten unsicher und vermeidet das Thema ebenfalls, weil sie nicht weiß, ob er bereit ist, darauf einzugehen. So schweigen beide. Obwohl das Thema des enttäuschten Begehrtwerdens nicht weiter ausgesprochen wird, liegt es spannungsreich als »offene Gestalt« in der Luft.

Für das Innehalten ist das schließende Schweigen interessant. Es beendet eine Sequenz und wird in der Regel als spannungslösend erlebt mit der Bedeutung: Es ist alles zum Thema gesagt. Es kann als einvernehmlich verstanden werden: Es braucht nichts mehr ausgesprochen zu werden, da wir uns einig sind (oder uneinig im Bewusstsein, dass keine Einigung mehr möglich ist). Das therapeutische »Hm« oder »O. k.« oder das zustimmende Nicken entspricht grammatikalisch dem Punkt: »So weit erst mal«.

Für die Prozess-Steuerung ist zum einen das spontane Schweigen relevant, das sich dann »von selbst« ergibt, wenn alle Beteiligten den Eindruck haben, das Pendel der Erörterung sei an einem Ruhepunkt angelangt. Zum andern kann das Schweigen vom Therapeuten als bewusste Intervention eingesetzt werden, etwa um zu prüfen, ob ein Thema abgeschlossen werden kann.

Wie bei allen Interventionen ist auch hier die Dosierung zu beachten, die sich in der Dauer ausdrückt. Eine bestimmte Dauer des Schweigens wird – im Fall des einvernehmlichen Innehaltens – als adäquat erlebt. Wenn sie zu kurz ist, kann ein emotionaler Verarbeitungsprozess gestört werden und den Wert des eben erlebten oder erarbeiteten emotionalen Themas beeinträchtigen. Ein allzu zügiges »Und nun?«, das auf Lösungen oder weitergehende Reflexion drängt, kann kontraproduktiv sein. Ebenso wird ein zu langes Schweigen als unangenehm erlebt, wenn es das Innehalten infrage stellt, als ob doch nicht alles gesagt wäre.

Sex, öffnen, schließen, innehalten: Ein sparsames Schlusswort zu einem großen Gedanken

Die Überlegungen zur sexualtherapeutischen Prozess-Steuerung lassen sich nahtlos auch auf die gelebte Sexualität jenseits aller therapeutischen Kontexte übertragen. Die Dramaturgie antagonistischer Prozesse, wie sie im Einführungskapitel angesprochen wurde, besteht nicht in einem atemlosen Oszillieren zwischen zwei gegensätzlichen Polen. Sie lebt ganz wesentlich vom »Dazwischen«, von den Pausen, den Umschlagsituationen, in denen scheinbar nichts passiert. Auch. Die Dynamik freilich ist bewegt vom Erleben des Unterschiedes zum und vom Innehalten, vom nachdenklichen Einstieg in die Pausen und vom handelnden Ausstieg aus den Pausen.

Innehalten ist auch nicht der Weisheit letzter Schluss. Die rein gegenwartsbezogene Sexualität, wie sie die Achtsamkeitsperspektive nahelegt, abstrahiert von dieser Dynamik und verkürzt sie damit. Abgesehen von einem leichten Gout von Heiligkeit, den einen manche Apologeten der Achtsamkeit spüren lassen, ist die Verkürzung auf die pure Gegenwart eine sterile Perspektive. Der Reichtum der sexuellen Dramaturgie umfasst eben nicht nur das präsente Hier und Jetzt, sondern ganz wesentlich die Übergänge von einem Zustand in den anderen, also Vorfreude auf das Ersehnte, das Nachklingenlassen des Erlebten, das staunende Abwarten, das Loslassen des Überlebten, die Unsicherheit über das in der Luft Liegende, ebenso wie die Freude des Entkommenseins. Und das erotische Amüsement darüber, dass man nicht weiß, was als Nächstes kommt.

Verzeichnis der Tabellen

Verzeichnis der Interventionen

Titel	Kurzbeschreibung	Kapitel	Seite
Approach vs. Avoidance	Fragen zur Unterscheidung von Hinwendung/Vermeidung bzw. selbstbezogen/partnerbezogen	2	11
Sexuelle Befriedigung	Fragen zur sexuellen Befriedigung (Fokus: Variation des Erlebens)	2	46
Sexuelle Zufriedenheit	Fragen zur sexuellen Zufriedenheit (Fokus: durchschnittliches Erleben)	2	47
Ressource / Potenzial	Fragen zur Unterscheidung zwischen Ressource und Potenzial	3	50
Peak Experiences	Fragen zu herausragenden Erlebnissen in der Vergangenheit	3	54
Anfänger-Geist	Präsenz und Achtsamkeit für die Partnerwahrnehmung in der Gegenwart	3	55
Ressourcenorientiertes Interview	Schrittweise Interview-Fragen zur Ressourcenorientierung	3	57f.
Liebhaber-/Geliebten-Profil	Fragen zur Selbstwahrnehmung des eigenen Liebhaber-/Geliebten-Profils	3	59
Selbst-Ernennung	Verstärkung positiver Selbstbeschreibung	3	60
Varianten des Nein	Detail-Analyse des „Nein“ zum Sex	4	68, 72
Diagnostik: Sensitivity-Zirkel	Analyse sexueller Barrieren	4	71
Zwei-Schritte-Konzept	Würdigung des Leidensdrucks vor der Lösungsorientierung	4	79, 114
Lustlosigkeit als Problem	defizitorientierte Fragen, die Lustlosigkeit als Problem fokussieren	4	80
Lustlosigkeit als Kompetenz	ressourcenorientierte Fragen, die Lustlosigkeit als Kompetenz fokussieren	4	81
Diagnostik: Vor-/Nachteil, eindeutig/mehrdeutig	diagnostisches Schema: feste vs. lose Kopplung als Nachteil vs. Vorteil	5	90

Literatur

Bader, M. (2002): Arousal. The secret logic of sexual fantasies. New York (Thomas Dunne).

Bader, M. (2008): Male Sexuality. Why women don't understand it – and men don't either. Lanham (Bowman & Littlefield).

Bancroft, J. (2009): Human Sexuality and Its Problems. Edinburgh (Elsevier), 3rd ed.

Bancroft, J. a. E. Janssen (2000): The dual control model of male sexual response: A theoretical approach to centrally mediated erectile dysfunction. *Neuroscience and Biobehavioral Reviews* 24: 571–579.

Bancroft, J., J. Loftus, J. a. J. S. Long (2003): Distress about sex: A national survey of women in heterosexual relationships. *Archives of Sexual Behavior* 32: 193–208.

Bancroft, J., J. S. Long, J. S. a. J. McCabe (2010): Sexual well-being: A comparison of U. S. black and white women in heterosexual relationships. *Archives of Sexual Behavior* 40: 725–749.

Barker, M. (2013): Reflections. Towards of mMindful sexual and relationship therapy. *Sexual and Relationship Therapy* 28: 148–152.

Barlow, D. H. (1986): Causes of sexual dysfunction: The role of anxiety and cognitive interference. *Journal of Consulting and Clinical Psychology* 54: 140–148.

Basson, R. (2000): The female sexual response. A different model. *Journal of Sex & Marital Therapy* 26: 51–65.

Basson, R. (2001): Human sex-response cycles. *Journal of Sex & Marital Therapy* 27: 33–43.

Basson, R. (2003): Biopsychosocial models of women's sexual response: Applications to management of »desire disorders«. *Sexual and Relationship Therapy* 18: 107–115.

Baumeister, R. F. (2000): Gender differences in erotic plasticity. The female sex drive as socially flexible and responsive. *Psychological Bulletin* 126: 347-374.

Baumeister, R. F. a. K. D. Vohs (2001): Sexual Economics: Sex as female resource for social exchange in heterosexual interactions. *Personality and Social Psychology Review* 8: 339–364.

Bazzano, M. (2013): This very body, the Buddha. *Sexual and Relationship Therapy* 28: 132–140.

Binik, I. a. M. Meana (2009): The future of sex therapy. Specialization or marginalization? *Archives of Sexual Behavior* 38: 1016–1027.

Bogaert, A. (2006): Toward a conceptual understanding of asexuality. *Review of General Psychology* 10: 241–250.

Bogaert, A. a. L. A. Brotto (2014): Object of desire self-consciousness theory. *Journal of Sex & Marital Therapy* 40: 323–338.

Bond, S. B. a. D. L. Mosher (1986): Guided imagery of rape: Fantasy, reality, and willing victim myth. *Journal of Sex Research* 22: 162–183.

Bossio, J. A., J. Spape, A. D. Lykins a. M. L. Chivers (2014): Observational Stance as a Predictor of Subjective and Genital Sexual Arousal in Men and Women. *Journal of Sex Research* 51: 303–315.

Both, S., E. Laan a. W. Everaerd (2011): »Focusing »hot« or focusing »cool«: Attentional mechanisms in sexual arousal in men and women.« *The Journal of Sexual Medicine* 8: 167-179.

Brotto, L. A. (2010): The DSM diagnostic criteria for hypoactive sexual desire disorder in women. *Archives of Sexual Behavior* 39: 221-239.

Brotto, L. A. a. J. R. Heiman (2007): Mindfulness in sex therapy: Applications for women with sexual difficulties following gynecologic cancer. *Sexual and Relationship Therapy* 22 (1): 3–11.

Carnes, P. (1983): Out of the shadows: Understanding sexual addiction. Minneapolis (Compcare).

Carnes, P., B. Green a. S. Carnes (2010): The same yet different. Refocusing the sexual addiction screening test (SAST) to reflect orientation and gender, sexual addiction and compulsivity. *The Journal of Treatment and Prevention* 17: 7–30.

Chivers, M. L. (2010): A brief update on the specificity of sexual arousal. *Sexual and Relationship Therapy* 25: 407–414.

Chivers, M. L. a. J. M. Bailey (2005): A sex difference in features that elicit genital response. *Biological Psychology* 70: 115–120.

Chivers, M. L., G. Rieger, E. Latty a. J. M. Bailey (2004): A sex difference in the specificity of sexual arousal. *Psychological Science* 11: 736–744.

Chivers, M. L., M. C. Seto, M. L. Lalumière, E. Laan a. T. Grimbos (2010): Agreement of self-reported and genital measures of sexual arousal: A meta-analysis. *Archives of Sexual Behavior* 56:, 5-56.

Chivers, M. L., C. Roy, T. Grimbos, J. M. Cantor a. M. C. Seto (2014): Specificity of sexual arousal for sexual activities in men and women with conventional and masochistic sexual interests. *Archives of Sexual Behavior* 43: 931–940.

Clement, U. (1997): Sexuelle Sucht als Phantasiestörung. *Zeitschrift für Sexualforschung* 10: 185–196.

Clement, U. (2004): Systemische Sexualtherapie. Stuttgart (Klett-Cotta).

Clement, U. (2014a): Trends in der Sexualtherapie. *Familiendynamik* 39: 4–11.

Clement, U. (2014b): Ambivalenz des sexuellen Begehrens. *Familiendynamik* 39: 116–121.

Clement, U. u. A. Eck (2013): Weibliches Begehren. In: K. Tabbert, A. V. Stirn, S. Wehrum u. R. Stark (Hrsg.): Körper, Sexualität und Neurobiologie. Stuttgart (Kohlhammer) , S. 366-375.

Coleman, E. (2011): Impulsive/compulsive sexual behavior. Assessment and treatment. In: J. E. Grant a. M. N. Potenza (eds.): Oxford Handbook of Impulse Control Disorders. New York (Oxford University), pp. 375–388.

Colson, M. H., A. Lemaire, P. Pinton, K. Hamidi a. P. Klein (2006): Sexual Behaviors and Mental Perception, Satisfaction and Expectations of Sex Life in Men and Women in France. *The Journal of Sexual Medicine* 3: 121–131.

Cooperrider, D. a. D. Whitney (20051995): Appreciative Inquiry. San Francisco (Berrett- Koehler). Publishers

Cremer, Y. (2012): Die 50 besten Sexschulen. Norderstedt (Books on Demand).

Critelli, J. W. a. J. M. Bivona (2008): Women's erotic rape fantasies: An evaluation of theory and research. *Journal of Sex Research* 45: 57–70.

Daedone, N. (2012): Slow Sex. The Art and Craft of the Female Orgasm. New York (Grand Central Life & Style).

Daimler, R. (2004): Die verschwiegene Lust. Frauen über 60 erzählen von Lust und Sexualität. München (Piper).

Damasio, A. (2001): Ich fühle, also bin ich. Die Entschlüsselung des Bewusstseins. München (List).

Deida, D. (2007): Nackt zur Wahrheit. Bielefeld (Kamphausen).

Deida, D. (2012): Erleuchteter Sex. Ekstase als spiritueller Weg. München (Goldmann).

Dennerstein, L., P. Koochaki, I. Barton a. A. Graziottin (2006): Hypoactive sexual desire disorder in menopausal women: A survey of Western European women. *Journal of Sexual Medicine* 3: 212–222.

de Shazer, S. (1982): Wege der erfolgreichen Kurzzeittherapie. Stuttgart (Klett-Cotta).

Diener, E., D. Wirtz a. S. Oishi (2001): End effects of rated life quality: The James Dean effect. *Psychological Science* 12: 124–128.

Eck, A. (2014): Der erotische Raum. Weibliches Begehren in der Sexualtherapie. *Zeitschrift für Sexualtherapie* 27: 258–277.

Eck, A. (2016): Der erotische Raum. Fragen der weiblichen Sexualität in der Therapie. Heidelberg (Carl- Auwer Systeme Verlag).

Eck, A. (2014): Der erotische Raum. Weibliches Begehren in der Sexualtherapie. *Zeitschrift für Sexualtherapie* 27: 258–277.

Elster, J. (1984): Aktive und passive Negation. Essay zur ibanskischen Soziologie. In: P. Watzlawick (Hrsg.): Die erfundene Wirklichkeit. München (Piper), S. 163–191.

Fredrickson, B. a. T. Roberts (1997): Objectification theory. *Psychology of Women Quarterly* 21: 173–206.

Freud, S. (1912): Über die allgemeine Erniedrigung des Liebeslebens. Gesammelte Werke VIII. London (Imago), S. 78-91

Frühauf, S., H. Gerger, H. M. Schmidt, T. Munder a. J. Barth (2015): Efficacy of Psychological Interventions for Sexual Dysfunction: A Systematic Review and Meta-Analysis. *Archives of Sexual Behavior* 42: 915–933.

Fugl-Meyer, A. R. a. K. S. Fugl-Meyer (1999): Sexual disabilities, problems and satisfaction in 18–74 old Swedes. *Scandinavian Journal of Sexology* 2: 79–105.

Gagnon, J. a. W. Simon (1973): Sexual Conduct: The Social Sources of Human Sexuality. Chicago (Aldine).

Gottman, J. a. N. Silver (2014): Die Vermessung der Liebe. Stuttgart (Klett-Cotta).

Graham, C. A., S. A. Sanders a. R. R. Milhausen (2006): The sexual excitation and sexual inhibition inventory for women: psychometric properties. *Archives of Sexual Behavior* 33: 527–538.

Graham, C. A., S. A. Sanders, R. R. Milhausen a. K. R. McBride (2004): Turning on and turning off: A focus group study of the factors that affect women's sexual arousal. *Archives of Sexual Behavior* 33: 527–538.

Greenson, R. (1967): Disidentifying from mother—Its special importance for the boy. *International Journal of Psychoanalysis* 49: 370–374.

Hariton, E. B. (1973): The sexual fantasies of women. *Psychology Today* 6: 39–44.

Hauch, M. (Hrsg.) (2005): Paartherapie bei sexuellen Störungen. Das Hamburger Modell – Konzept und Technik. Stuttgart (Thieme).

Hawley, P. H. a. W. A. Hensley (2009): Social dominance and forceful submission fantasies: Feminine pathology of power. *Journal of Sex Research* 46: 568–585.

Henderson, P. (2014): In praise of »ordinary« sex therapy. *Sexual and Relationship Therapy* 29: 132–134.

Hicks, T. V. a. H. Leitenberg (2001): Sexual fantasies about one's partner versus someone else: Gender differences in incidence and frequency. *Journal of Sex Research* 38: 43–50.

Hudson, W., D. Harrison a. P. Crosscuo (1981): A short-form scale to measure sexual discord in dyadic relationships. *Journal of Sex Research* 17: 157-174.

Impett, E. A., L. A. Peplau a. S. L. Gable (2005): Approach and avoidance sexual motives: Implications for personal and interpersonal well-being. *Personal Relationships* 12: 465–482.

Impett, E. A., A. Gordon a. A. Strachman (2008): Attachment and daily sexual goals: A study of dating couples. *Personal Relationships* 15: 375–390.

Impett, E. A., A. Muise a. D. Peragine (2013): Sexuality in the context of relationships. In: L. a. D. Tolman (Eds.): APA handbook of sexuality and psychology (Vol. 1), pp. 269–315.

Janssen, E., D. Carpenter a. C. Graham (2003): Selecting film for sex research: Gender differences in erotic film preference. *Archives of Sexual Behavior* 32: 243-251.

Jernigan, L. B. (2014): Compassionate authenticity: a treatment model for working with women with low libido. *Sexual and Relationship Therapy* 29: 56–67.

Joannides, P. (2012): The challenging landscape of problematic sexual behavior, including »sexual addiction« and »hypersexuality«. In: P. Kleinplatz (ed.) (2012): New directions in sex therapy. Innovation and alternatives. New York (Taylor & Francis), 2nd ed., pp. 9–81.

Johnson, S. (2010): Praxis der Emotionsfokussierten Paartherapie. Göttingen (Hogrefe).

Kafka, M. (1997): Hypersexual desire in males. An operational definition and clinical implications for males with paraphilias and paraphilia-related disorders. *Archives of Sexual Behavior* 26: 505–526.

Kahnemann, D. (2011): Schnelles Denken, langsames Denken. München (Siedler).

Kaplan, H. S. (1974): The New Sex Therapy. New York (Brunner/Mazel).

Kerner, I. (2004): She comes first. New York (HarperCollins).

King, M., V. Holt a. I. Nazareth (2007): Women's view of their sexual difficulties: Agreement and disagreement with clinical diagnoses. *Archives of Sexual Behavior* 36: 281–288.

Kleinplatz, P. (2006): Learning from extraordinary lovers: lessons from the edge. *Journal of Homosexuality* 50: 325–348.

Kleinplatz, P. (2012a): Advancing sex therapy or is that the best you can do? In: P. Kleinplatz (ed.) (2012c): New directions in sex therapy. Innovation and alternatives. New York (Taylor & Francis), 2nd ed., pp. xix-xxxvi.

Kleinplatz, P. (2012b): Is that all there is? A new critique of the goals of sex therapy. In: P. Kleinplatz (ed.): New directions in sex therapy. Innovation and alternatives. New York (Taylor & Francis), 2nd ed., pp. 101–118.

Kleinplatz, P. (2012c): New directions in sex therapy. Innovation and alternatives. New York (Taylor & Francis), 2nd ed., pp. 101–118.

Kleinplatz, P., A. D. Ménard, M. P. Paquet, N. Paradis, M. Campbell a. D. Zuccarino (2009): The components of optimal sexuality: A portrait of »great sex«. *Canadian Journal of Human Sexuality* 18: 1–13.

Komisaruk, B. R., C. Beyer-Flores a. B. Whipple (2007): The Science of Orgasm. Baltimore (Johns Hopkins University).

Kukounas, E. a. R. Over (1993): Habituation and dishabituation of male sexual arousal. *Behaviour Research and Therapy* 31: 575-585.

Kurtz, R. (1990): Hakomi Therapy. Boulder (Hakomi Institute).

Laan, E., E. van Driel a. R. W. H. van Lunsen (2008): Genital responsiveness in healthy women with and without sexual arousal disorder. *Journal of Sexual Medicine* 5: 1424–1435.

Laumann, E. O., A. Nicolosi, D. B. Glasser, A. Paik, C. Gingell, E. Moreira a. T. Wang (2005): Sexual problems among women and men aged 40–80 years: Prevalence and correlates identified by the Global Study of Sexual

Attitudes and Behaviors. *International Journal of Impotence Research* 17: 39–57.

Laumann, E. O., A. Paik a. R. C. Rosen (1999): Sexual dysfunction in the United States: Prevalence and predictors. *Journal of the American Medical Association* 281: 537–544.

Lawrance, K. A. a. E. S. Byers (1995): Sexual satisfaction in long-term heterosexual relationships: The interpersonal exchange model of sexual satisfaction. *Personal Relationships* 2: 267–285.

Leiblum, S. R., P. E. Koochaki, C. A. Rodenberg, I. P. Barton a. R. C. Rosen (2006): Hypoactive sexual desire disorder in postmenopausal women: US results from the Women's International Study of Health and Sexuality (WISHeS). *Menopause* 13: 46–56.

Leitenberg, H. a. K. Henning (1995): Sexual fantasy. *Psychological Bulletin* 117: 469–496.

Luhmann, N. (2008): Liebe: Eine Übung. Frankfurt (Suhrkamp).

Maltz, W. a. S. Boss (1997): In the garden of desire: The intimate world of women's sexual fantasies. New York (Broadway).

Masters, W. H. a. V. E. Johnson (1966): Human sexual response. Boston (Little & Brown).

Masters, W. H. a. V. E. Johnson (1970): Human sexual inadequacy. New York (Bantam).

McCall, K. a. C. Meston (2006): Cues resulting in desire for sexual activity on women. *Journal of Sexual Medicine* 3: 838–852.

Meana, M. (2010): Elucidating women's (hetero)sexual desire: Definitional challenges and content expansion. *Journal of Sex Research* 47: 104–122.

Mercer, C. H., K. A. Fenton, A. M. Johnson, K. Wellings, W. Macdowell, S. McManus , K. Nanchahal a. B. Erens (2003): Sexual function problems and help seeking behaviour in Britain: National probability sample survey. *British Medical Journal* 327: 426–427.

Messaris, P. (1994): Visual »literacy«: Image, mind and reality. Boulder, Colo. (Westview). Press

Meston, C. M. a. D. M. Buss (2007): Why humans have sex. *Archives of Sexual Behavior* 36: 477–507.

Metz, M. E. a. B. W. McCarthy (2007): The »Good-Enough Sex« model for couple sexual satisfaction. *Sexual and Relationship Therapy* 22: 351–362.

Metz, M. E. a. B. W. McCarthy (2012): The Good Enough Sex (GES) Model. Perspective and Clinical Applications. In: P. Kleinplatz (ed.) (2012c): New directions in sex therapy. Innovation and alternatives. New York (Taylor & Francis), 2nd ed., pp. 213–229.

Mitchell, S. (2004): Kann denn Liebe ewig sein? Psychoanalytische Erkundungen über Liebe, Begehren und Beständigkeit. Gießen (Psychosozial).

Morin, J. (1997): Erotische Intelligenz. München (Goldmann).

Muise, A., E. A. Impett a. S. Desmarais (2013): Getting it on versus getting it over with: Sexual motivation, desire, and satisfaction in intimate bonds. *Personality and Social Psychology Bulletin* 39 (10): 1320–1332.

Perel, E. (2006): Mating in captivity – reconciling the erotic and the domestic. New York (HarperCollins). [dt. (2006): Wild Life. München (Pendo).]

Piaget, J. (1970): Abriss der genetischen Epistemologie. Olten (Walter).

Pinney, E., M. Gerrard a. N. Denney (1987): The Pinney Sexual Satisfaction Inventory. *Journal of Sex Research* 23: 233–251.

Potts, A. (2000): Coming, coming, gone. A feminist deconstruction of heterosexual orgasm. *Sexualities* 3: 55-76.

Richardson, D. (2011): Slow Sex. Zeit finden für die Liebe. München (Integral).

Richter, H. E. (1970):. Patient Familie. Reinbek (Rowohlt).

Rosen, R., C. Brown, J. Heiman, S. Leiblum, C. Meston, R. Shabsigh, D. Ferguson a. R. D'Agostino Jr. (2000): The Female Sexual Function Index (FSFI): A multidimensional self-report instrument for the assessment of female sexual function. *Journal of Sex & Marital Therapy* 26: 191–208.

Rupp, H. A. a. K. Wallen (2007): Sex differences in viewing sexual stimuli: An eye-tracking study in men and women. *Hormones and Behavior* 51: 524–533.

Sanders, S. A., a. J. M. Reinisch (1999): Would you say you had sex if ... *Journal of the American Medical Asssociation* 281: 275–277.

Schank, R. C. a. R. P. Abelson (1977): Scripts, Plans, Goals and Understanding: An Inquiry into Human Knowledge Structures. Hillsdale, NJ (Erlbanum).

Scheinkman, M. a. M. D. Fishbane (2004): The vulnerability cycle: »Working with impasses in couple therapy.« *Family Process* 43: 279-299.

Schmidt, G. (1996): Konferenz mit der inneren Familie [(Audio-Ccassette]). ZIST 82377 Penzberg (ZIST).

Schmidt, G. (Hrsg.) (2000): Kinder der sexuellen Revolution. Kontinuität und Wandel studentischer Sexualität 1966–1996. Gießen (Psychosozial).

Schmidt, G. (2012a): Abschied vom Trieb. Interpretationen des sexuellen Verlangens. In: W. Thole (Hg.): Sexualisierte Gewalt, Macht und Pädagogik. Budrich (Opladen).

Schmidt, G. (2012b): Projekt »Studentensexualität 1966/1981/1996/2012«. Institut für Sexualforschung und Forensische Psychiatrie, Universität Hamburg.

Schmidt, G., S. Matthiesen, A. Dekker u. K. Starke (2006): Spätmoderne Beziehungswelten. Report über Partnerschaft und Sexualität in drei Generationen. Wiesbaden (VS Verlag für Sozialwissenschaften).

Schnarch, D. (2006): Die Psychologie sexueller Leidenschaft. Stuttgart (Klett-Cotta).

Schnarch, D. (2011): Intimität und Verlangen. Stuttgart (Klett-Cotta).

Schorsch, E. (1978): Die Stellung der Sexualität in der psychischen Organisation des Menschen. *Nervenarzt* 49: 456–460.

Schover, L. S. a. S. R. Leiblum (1994): Commentary. The stagnation of sex therapy. *Journal of Psychology & Human Sexuality* 6: 5-30.)

Schwartz, R. (1997): Systemische Therapie mit der inneren Familie. Stuttgart (Pfeifer).

Schwarz, N. a. F. Strack (1999): Reports of subjective well-being: Judgmental processes and their methodological implications. *Well-being: The Foundations of Hedonic Psychology* 7: 61-84.

Schwartz, N., F. Strack a. H. P. Mai (1991): Assimilation and contrast effects in part-whole question sequences: A controversial logic analysis. *Public Opinion Quarterly* 55: 3–23.

Sheen, J. a. E. Kukounas (2009): The role of absorption in women's sexual response to erotica: A cognitive-affective investigation. *Journal of Sex Research* 46: 358-365.

Simon, F. B., U. Clement u. H. Stierlin (1999): Die Sprache der Familientherapie. Stuttgart (Klett-Cotta).

Spencer Brown, G. (1969): Laws of Form. New York (Dutton).

Stefanou, C. a. M. McCabe (2012): Adult Attachment and Sexual Functioning: A Review of Past Research. *Journal of Sexual Medicine* 9: 2499–2507.

Stephenson, K., T. Ahrold, T. a. C. Meston (2011): The association between sexual motives and sexual satisfaction: gender differences and categorical comparisons. *Archives of Sexual Behavior* 40: 607–618.

Stierlin, H. (1971): Das Tun des Einen ist das Tun des Andern. Frankfurt (Suhrkamp).

Stoller, R. J. (1979): Sexual Excitement. Dynamics of Erotic Life. New York (Pantheon).

Stone Zander, R. a. B. Zander (2000): The Art of Possibility. London (Penguin).

Storch, M., B. Cantieni, G. Hüther u. W. Tschacher (2010): Embodiment. Die Wechselwirkung von Körper und Psyche verstehen und nutzen. Bern (Huber), 2. Aufl.

Strack, F., L. L. Martin a. N. Schwartz (1988): Priming and communication: Social determinants of information use in judgements of life satisfaction. *European Journal of Social Psychology* 18: 429–442.

Suzuki, S. (2000): Zen-Geist, Anfänger-Geist. Berlin (Theseus).

Tennov, D. (1981): Limerenz. Über Liebe und Verliebtsein. München (Kösel).

Tiefer, L. (1995): Sex is not a natural act. Boulder (Westview Press).

Weiss, H., M. E. Harrer u. T. Dietz (2012): Das Achtsamkeits-Übungsbuch. Stuttgart (Klett- Cotta).

Wilber, K. (2001): Eros Kosmos Logos. Frankfurt (Fischer).

Willi, J. (1975): Die Zweierbeziehung. Rowohlt (Reinbek (Rowohlt).

Winters,. J., K. Christoff a. B. Gorzalka (2010): Dysregulated sexuality nanad high sexual desire: Distinct constructs? *Archives of Sexual Behavior* 39: 1029–1043.

Zimbardo, P. a. J. Boyd (2008): The Time Paradox. New York (Free).

Über den Autor

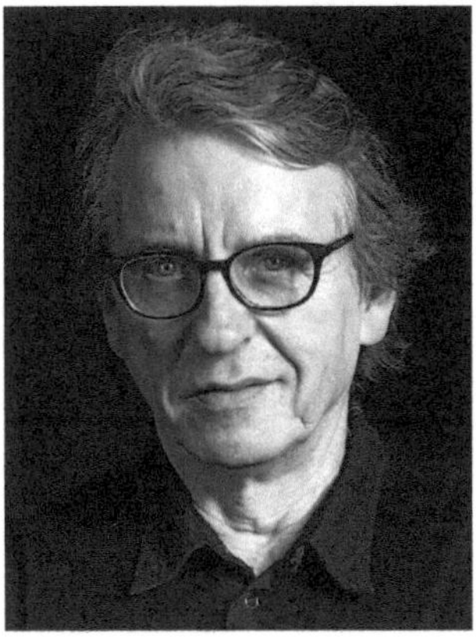

Ulrich Clement, Prof. Dr. phil., Dipl.-Psych.; apl. Professor für Medizinische Psychologie an der Universität Heidelberg; Mitbegründer und Dozent des postgradualen Studiengangs »Sexualmedizin/Sexualtherapie« an der Universität Basel; Psychologischer Psychotherapeut; Leiter des Instituts für Sexualtherapie Heidelberg; Dozent und Lehrtherapeut der Internationalen Gesellschaft für systemische Therapie (IGST) e.V.; Autor zahlreicher wissenschaftlicher Artikel und mehrerer Bücher; ausführliche Online-Weiterbildung »Paar- und Sexualtherapie« auf lifelessons.de

Kontakt: *www.ulclement.de*
office@ulclement.de
www.vorbewusstesinfarbe.de